Qi Gong

für mich

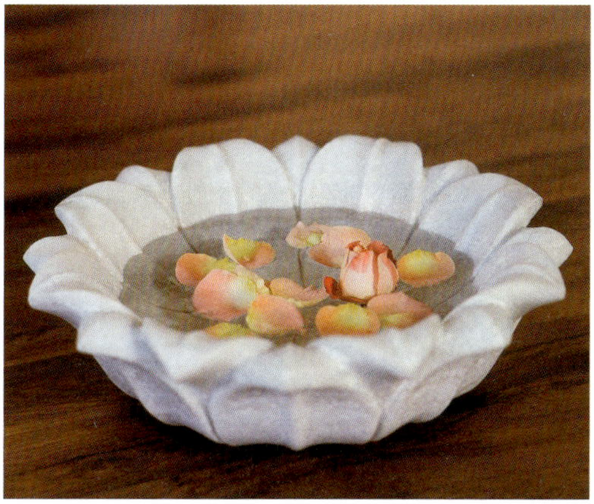

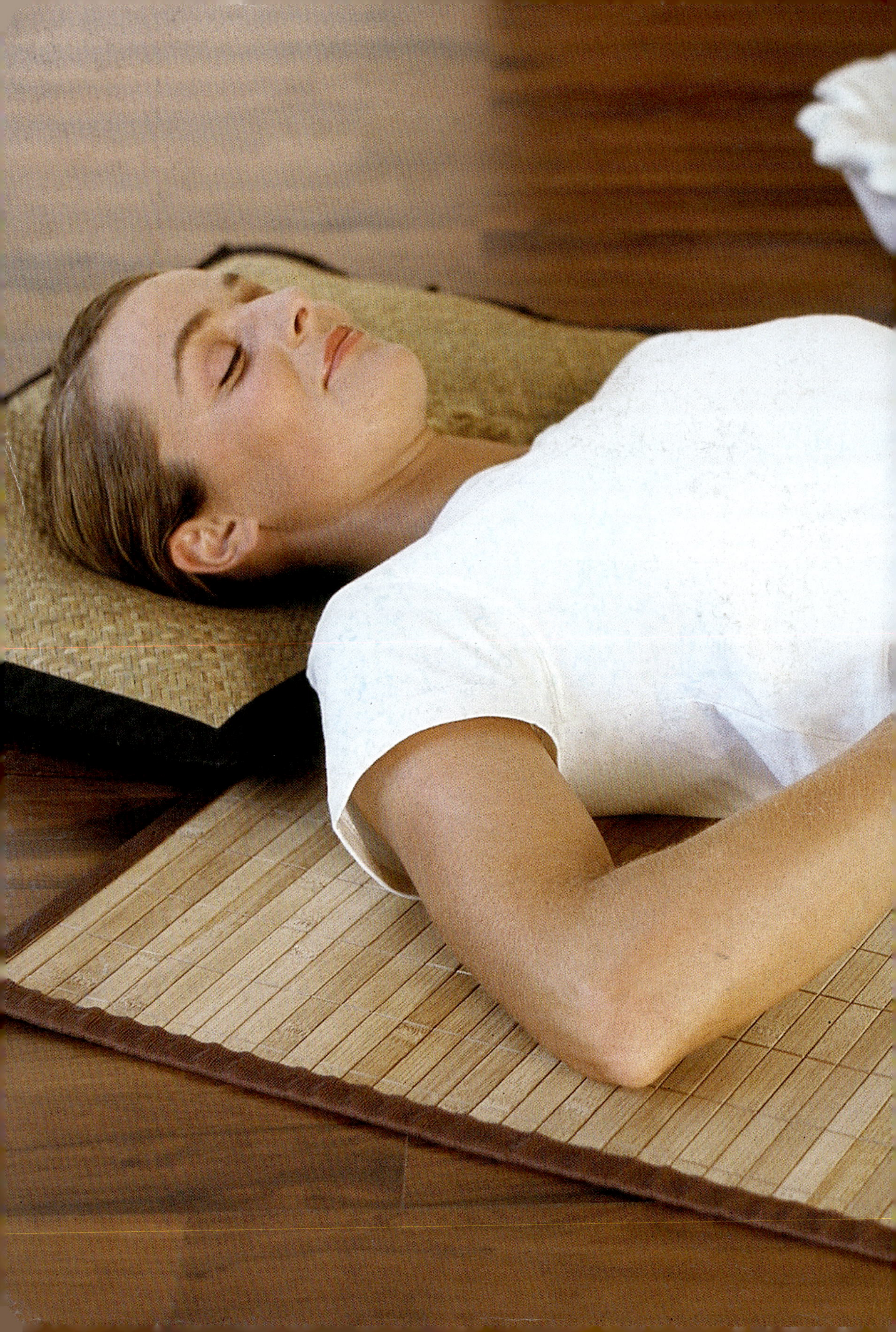

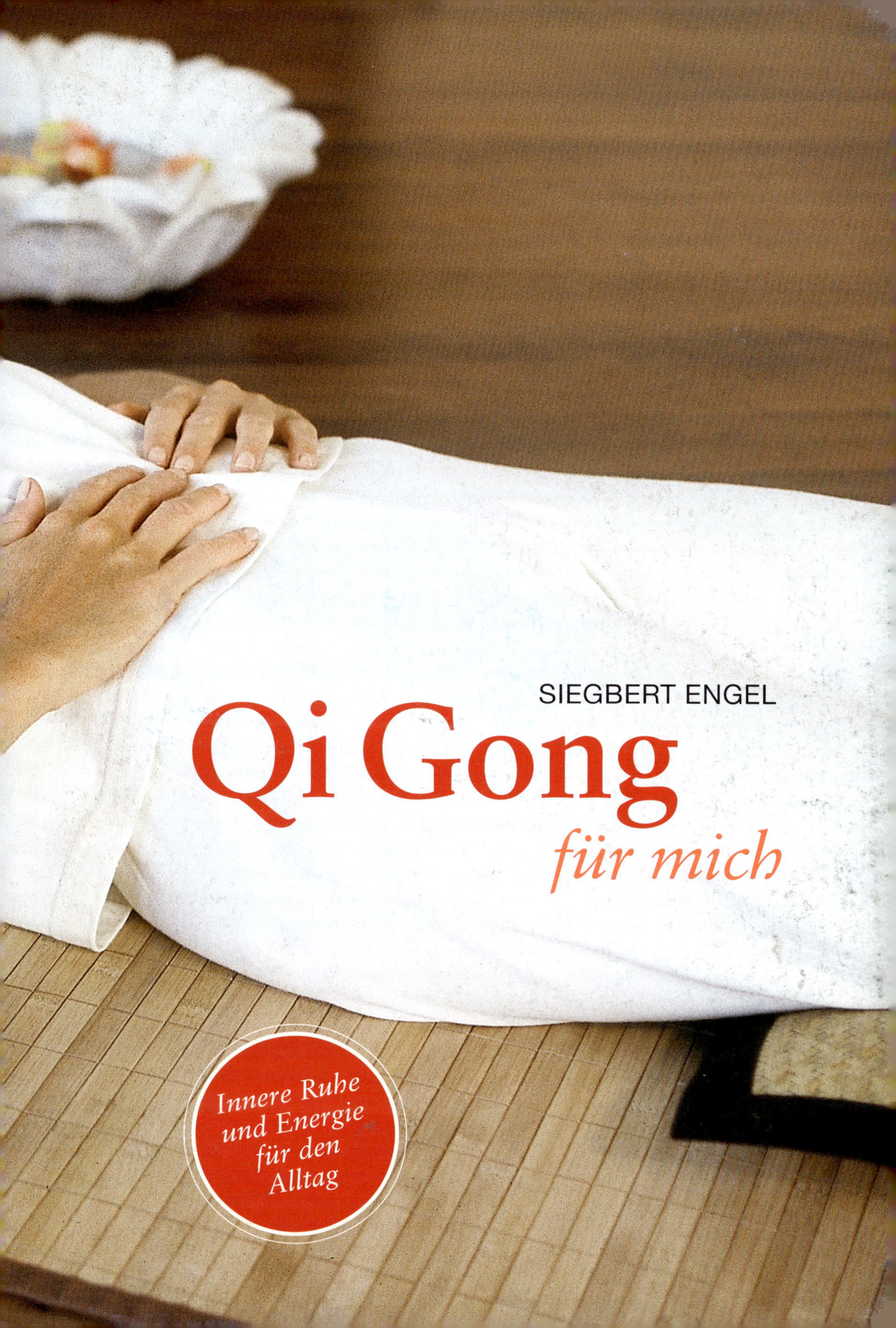

SIEGBERT ENGEL

Qi Gong

für mich

Innere Ruhe und Energie für den Alltag

Was Sie in diesem Buch finden

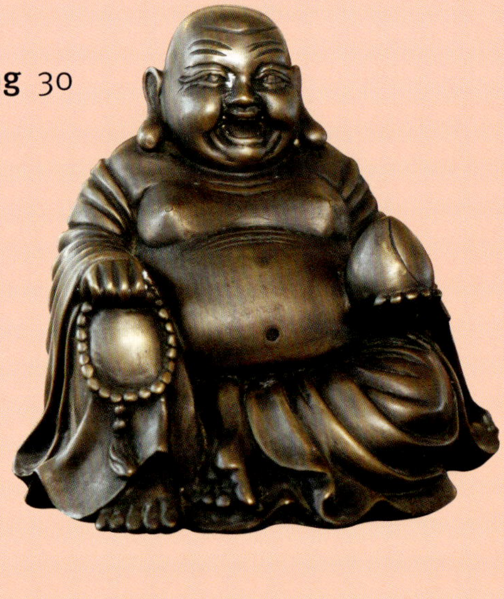

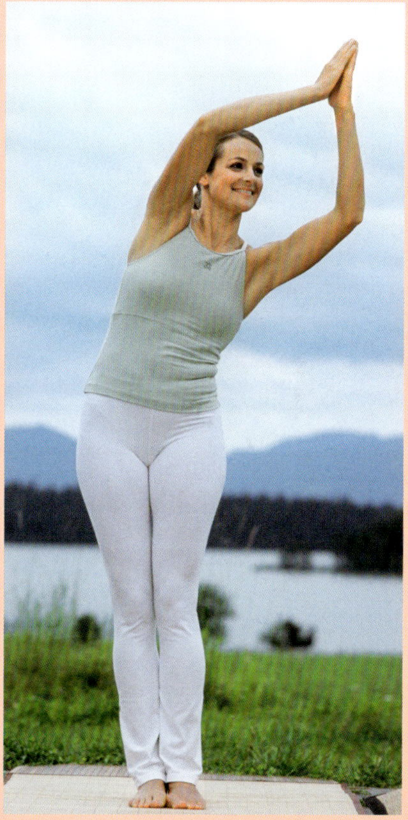

Erste Schritte zu einem glücklichen Leben

Als ich mit Qi Gong begann, hatte ich keine Ahnung von Qi oder dem, was mit diesem Begriff gemeint sein könnte. Die Übungen, die ich lernte, führte ich so gut es mir möglich war aus, fand sie teilweise mühsam, fand sie beeindruckend und konnte sie nicht so recht einordnen, entzogen sie sich doch dem, was ich bis dahin über Bewegung und Atmung wusste. Ich spürte aber, dass ich mich nach dem Training angenehm erholt fühlte. Als sich schon nach wenigen Trainingswochen mein Befinden verbesserte und meine Gesundheit sich zunehmend stabilisierte, wollte ich mehr über diese Technik erfahren.

Ein ganz besonderes Übungssystem

Mittlerweile unterrichte ich selbst seit vielen Jahren Qi Gong und stelle bei den Teilnehmern meiner Kurse oft Parallelen zu meinen eigenen Erfahrungen fest. Immer wieder ist es faszinierend zu sehen, dass sich mit wenigen Übungen viel bewegen lässt – im wahrsten Wortsinn. Was macht nun das Wesen des Qi Gong aus? Was ist so besonders an diesem Übungssystem, dass sich sehr viele Menschen von ihm angesprochen fühlen und zum Teil erstaunliche Erfahrungen damit machen? Ein Grund der Beliebtheit liegt sicherlich darin, dass Qi Gong die bereits erwähnten positiven Auswirkungen auf Körper und Geist hat. Gerade in Zeiten hoher körperlicher und geistiger Belastung bzw. Überlastung ist eine solche Form des Ausgleichs und der Entspannung überaus angebracht. Erhöht doch ein gestärktes Gleichgewicht zwischen Körper und Geist die Fähigkeit, auch mit Krisen gelassen umzugehen und die darin verborgenen Chancen persönlichen Wachstums zu erkennen.

Mit seinen einzelnen Komponenten – Bewegung, Schulung von Atmung und Aufmerksamkeit, Möglichkeit zu Rückzug und Besinnung – kommt die Methode des Qi Gong sicherlich auch den Wünschen vieler Menschen entgegen, auf möglichst umfassende Weise ihre Gesundheit und ihr Wohlbefinden zu fördern und zu erhalten. Die große Einfachheit und Natürlichkeit und die Tatsache, dass Qi Gong in jedem Alter und ohne besondere körperliche Voraussetzungen ausgeübt werden kann, tragen dabei we-

Qi fürs Leben

Der Mensch lebt inmitten von Qi und Qi erfüllt den Menschen. Angefangen bei Himmel und Erde bis zu den 10 000 Wesen, alles bedarf des Qi, um zu leben. Wer Qi zu führen weiß, nährt im Inneren seinen Körper und wehrt nach außen hin schädigende Einflüsse ab.

Bao Pu Zi, 4. Jhd. n. Chr.

sentlich zum Erfolg und zur Popularität dieser Methode bei.

Die Balance wiederherstellen

Zunehmend wird in unserem Gesundheitssystem das Bedürfnis nach ganzheitlich orientierten Behandlungsmethoden offenbar. Die Traditionelle Chinesische Medizin, im Folgenden kurz TCM genannt, baut nicht wie die westliche Medizin auf naturwissenschaftlichen und analytischen Erkenntnissen auf, sondern beruht auf der Beobachtung von Körperreaktionen und der Interpretation von geistigen und körperlichen Erfahrungen. Gesundheit und Wohlbefinden sind nach Auffassung der TCM nur möglich, wenn Körper, Geist und Seele eine harmonische Einheit bilden. Ist die Vitalkraft, das Qi, gestört, geraten der Mensch und seine Gesundheit aus der Balance. Die Methode des Qi Gong ist ein Weg, gerade diese Balance herzustellen und zu erhalten. Im Rahmen der klassischen Behandlungsmethoden der TCM – Arzneimittelkunde, Akupunktur, Ernährungslehre und Tuina-Massage – ist Qi Gong eine sinnvolle und wichtige Komponente, die die Wirksamkeit der manuellen Therapiemethoden positiv beeinflussen und unterstützen kann.

Bei der schier unübersehbaren Zahl an Übungen, Systemen und Techniken, die das Qi Gong ausmachen, war es nicht leicht, eine Auswahl zu treffen. Die Übungen sollten leicht nachvollziehbar sein, Ihre Gesundheit angenehm fördern und unterstützen. Gleichermaßen sollten die Übungen Ihnen den Einstieg dergestalt erleichtern, dass Sie wesentliche Elemente des hier vorgestellten Qi Gong in (fast) jeder Ausrichtung bzw. Schule wiederfinden können.

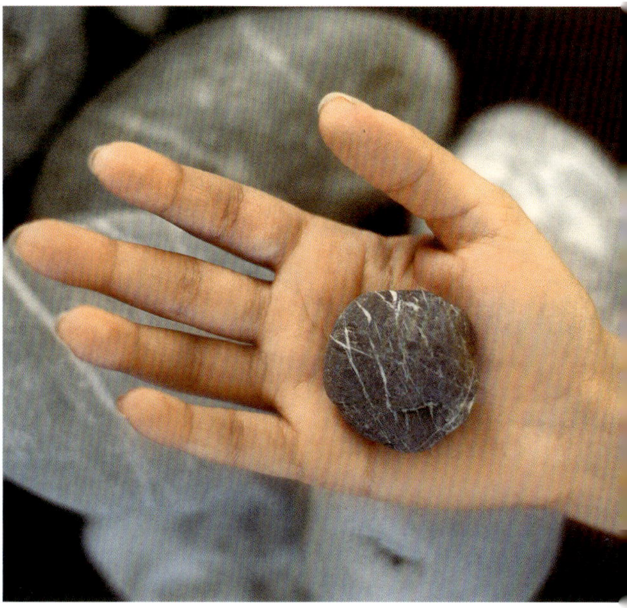

Achtsamkeit ist die Grundlage eines tiefen Gewahrseins alles Lebendigen.

Dessen ungeachtet: Ein zufriedenes, gesundes Leben zu führen ist vor allen Dingen ein fortwährender Lernprozess, der damit beginnt innezuhalten, um für einen Moment zu spüren, was man gerade jetzt tun kann, um sich wohl zu fühlen. Möge dieses Buch Ihnen bei Ihrem ersten Schritt zu einem glücklichen, erfüllten und gesunden Leben helfen.

Ihr Siegbert Engel

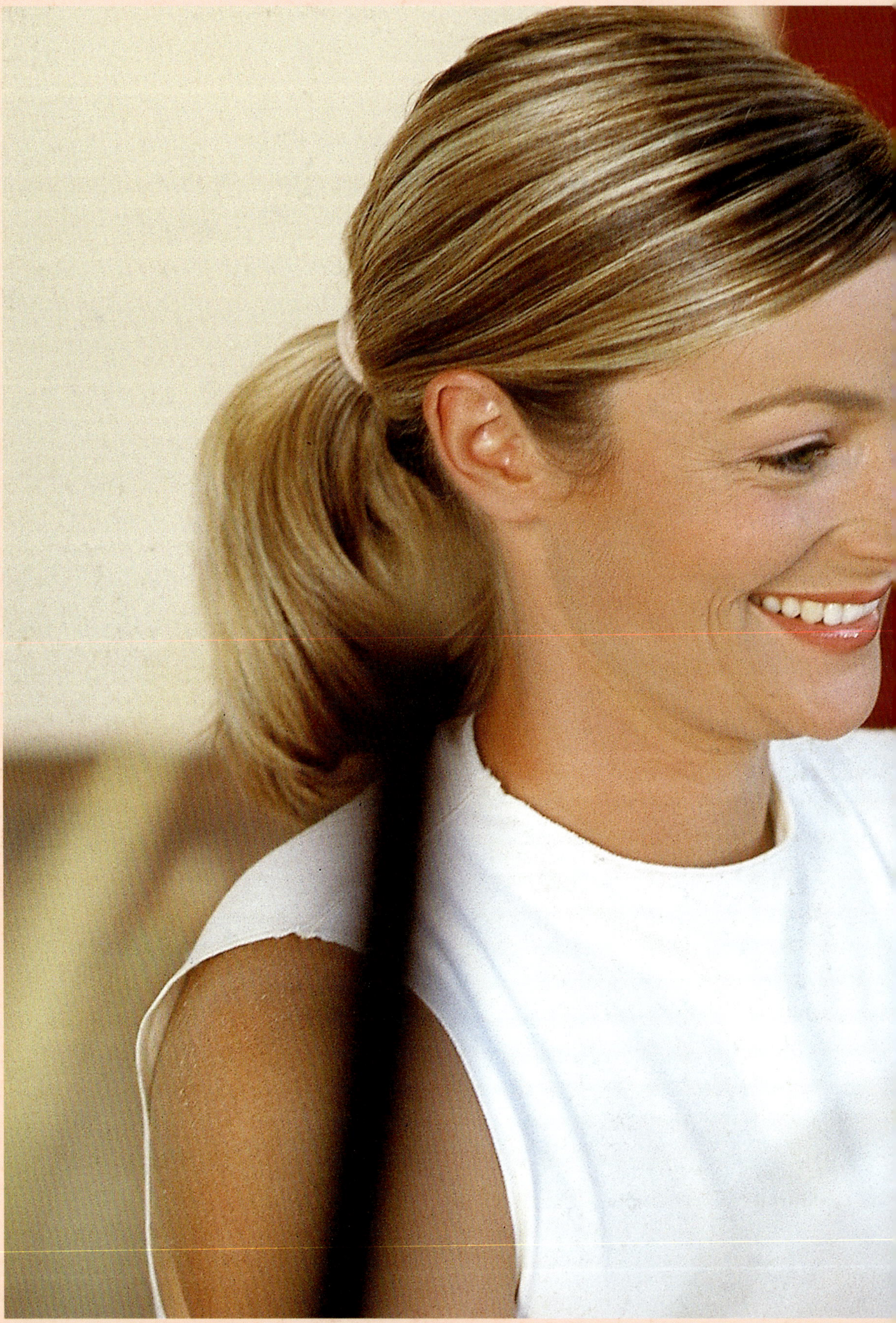

Die Entwicklung des Qi Gong

Die Wurzeln des Qi Gong liegen im Dunkel der Vergangenheit. Niemand weiß genau, wann und wo die ersten Übungen entwickelt wurden, die man heute unter dem Begriff »Qi Gong« zusammenfasst. Waren es Wandermönche aus Indien, die das Wissen um die Vitalkraft verbreiteten? Waren es die Schamanen und Mystiker der alten Zeit, die um die Kräfte wussten, die das Universum zusammenhalten? Wo auch immer die Quelle zu suchen ist: Viele kleine Bäche der Erfahrung haben sich im Lauf der Jahrtausende zu einem starken Fluss des Wissens und der Erkenntnis vereinigt. Daraus können wir schöpfen und unser Leben bereichern.

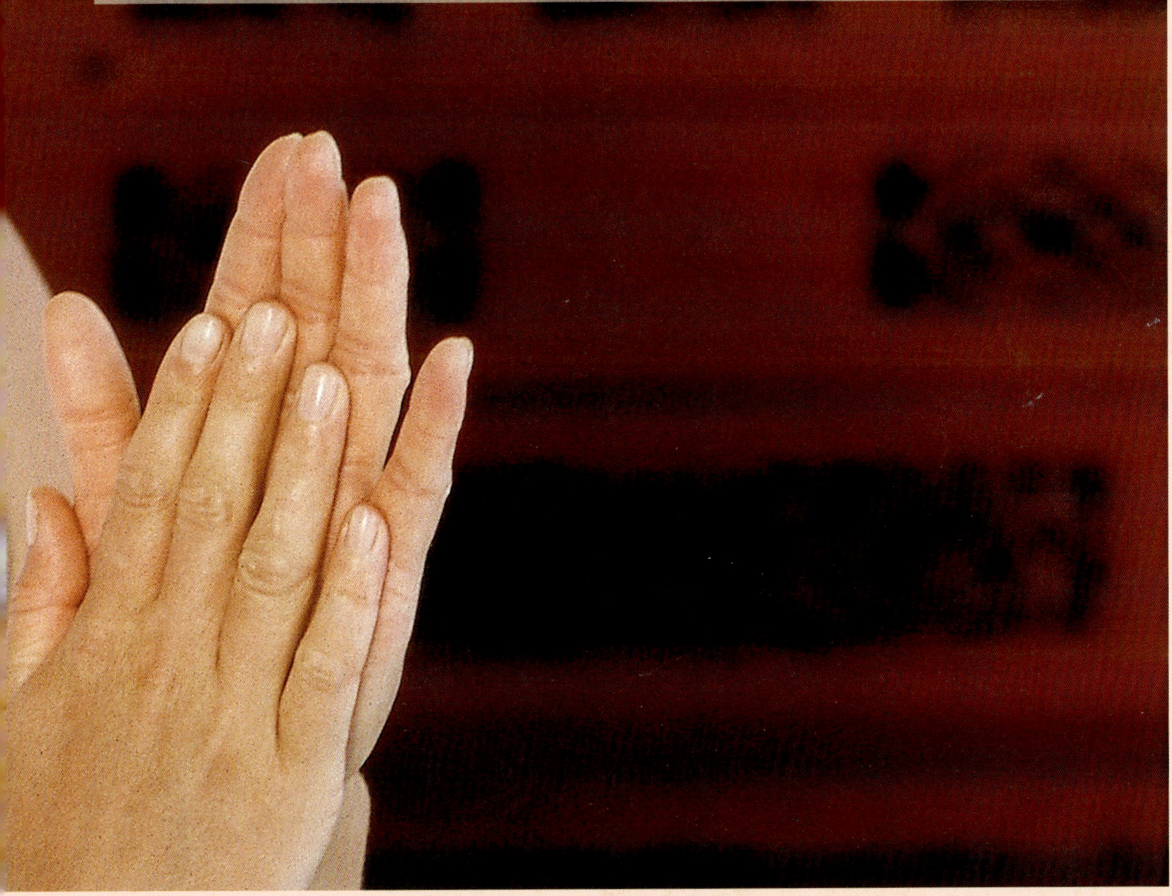

Die Wurzeln des Qi Gong

Durch die wechselhafte Geschichte Chinas kam es immer wieder zu Veränderungen, die auch das Wesen des Qi Gong nachhaltig geprägt haben. Der Ursprung dieses Übungssystems, das man heute kennt, liegt im Dunkel der Geschichte verborgen. Viele Legenden ranken sich um seine Entstehung. Es ist jedoch anzunehmen, dass in früheren Zeiten Rituale und Zeremonien durchgeführt wurden, die dem Wohlergehen des Volkes oder des Stammes dienen sollten, sei es, um das Wetter günstig zu beeinflussen, um für reiche Ernte zu bitten, oder als schamanische Praktiken, um Krankheiten auszutreiben oder böse Geister zu vertreiben. Wie man heute bei vielen Naturvölkern noch sehen kann, gehen solche ursprünglichen Rituale und Zeremonien mit Bewegungen, Tänzen und Beschwörungen einher. So kann die Nachahmung dieser Praktiken durchaus die Basis für das spätere Entstehen des Qi Gong gelegt haben.

Die Zyklen der Natur

Aus dieser frühen Zeit stammt die Überzeugung, dass sich die Kraft der Natur durch Himmel, Erde und Mensch, der zwischen den beiden Erstgenannten steht, ausdrückt. Intensive Beobachtung der Natur führte zu der Erkenntnis, dass sie gewissen Regelmäßigkeiten und Zyklen unterworfen ist. Ein Leben gegen die Natur hat Krankheit und Tod zur Folge, ein Leben nach den Regeln der Natur bringt Gesundheit und Wohlergehen. Eine simple Tatsache mag man meinen: Wir wissen natürlich, dass man sich im Winter nicht leicht bekleidet in der Kälte aufhält oder dass man die Sonne meidet, wenn die Hitze übermäßig wird. Doch gerade heute, in unserer so fortgeschrittenen und aufgeklärten Zeit, ist zu beobachten, dass die einfachsten Regeln, die uns durch die Natur vorgegeben sind, nicht beachtet werden. Viele Menschen arbeiten nachts, statt zu schlafen, mit der Folge, dass speziell durch Nachtarbeit bedingte Gesundheitsstörungen auftreten; andere legen sich in die Sonne, bis die Haut Verbrennungen aufweist, womit sie das Risiko, an Hautkrebs zu erkranken, billigend in Kauf nehmen. Wieder andere gönnen sich keine Pause, meinen permanent Leistung erbringen zu müssen, sodass sie unter stressbedingten Gesundheitsschäden leiden. Diese wenigen Beispiele zeigen schon, wie weit wir von einem tatsächlichen Verständnis natürlicher Abläufe und daraus resultierender Lebensgewohnheiten entfernt sind.

Sein Leben, den eigenen Mikrokosmos, an die Gegebenheiten des Makrokosmos, des äußeren Universums, anzupassen, dem natürlichen Fluss der Entwicklung zu folgen, war damals höchstes Ziel und sollte es auch heute noch sein. Ein chinesisches Relikt aus dem 6. Jahrhundert v. Chr. veranschaulicht bereits deutlich, wie groß das Wissen um die Vitalkraft war.

Auf zwölf Jadetafeln wurde differenziert eine Technik zur Sammlung und Führung des Atems und des Qi beschrieben. Konkrete Anleitung zur Lebensführung fand man ebenfalls im Klassiker der TCM, dem Huang Di Nei Jing Su Wen, dem »Buch des Gelben Kaisers«, kurz Nei Jing genannt, das im 4. Jahrhundert v. Chr. seinen Ursprung hat. In fiktiven Gesprächen zwischen Huang Di, dem legendären »Gelben Kaiser« und seinem Minister Qi Bo werden alle theoretischen wie praktischen Aspekte menschlicher Gesundheit, Gesunderhaltung und Lebenspflege intensiv beleuchtet.
Die älteste Überlieferung für körperliche Übungen, die der Gesunderhaltung und nicht rituellen Zwecken dienen sollten, stammt aus dem 2. Jahrhundert v. Chr. Die auf einem Seidentuch, das in einem Grab in der Provinz Hunan gefunden wurde, dargestellten Körperpositionen werden als Dao Yin Tu bezeichnet. Das Dao Yin ist ein System, das sinngemäß mit »Übungen zum Dehnen und zum Leiten (des Qi)« umschrieben werden kann. Neben den Zeichnungen befinden sich Angaben oder Namen, die die Bilder vervollständigen. Manche bezeichnen lediglich Tiere, manche beschreiben konkret Bewegungen, wieder andere benennen Krankheiten, die von den dargestellten Bewegungen günstig beeinflusst werden können.

Daoismus und Buddhismus

Etwa zur selben Zeit entwickelte sich die Lehre des Daoismus. Als einer der Begründer wird Lao Zi angesehen, der seine Erkenntnisse im wohl bekanntesten Text der daoistischen Philosophie, dem Dao De Jing, dargelegt haben soll. Es wird zwar angezweifelt, dass Lao Zi tatsächlich gelebt hat, doch unbestritten hat der ihm zugeschriebene Text die chinesische Philosophie und Kultur tief greifend beeinflusst.

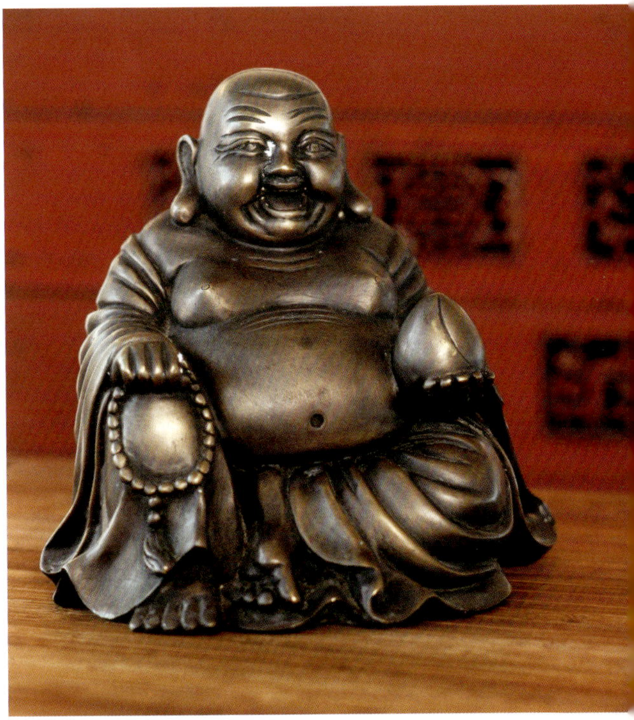

Heiterkeit ist der erste Schritt hin zu einem glücklicheren Leben.

Da die Natur in den Augen der früheren Menschen von einer stark regenerativen Kraft beseelt war, die sich auch in der Vitalität der Tiere und ihren Selbstheilungskräften ausdrückte, entwickelte Hua Tuo, ein Arzt, der im zweiten Jahrhundert gelebt

Was Daoismus bedeutet

Dao bedeutet im übertragenen Sinne »Weg«, und auch hier stellt sich einmal mehr die Schwierigkeit, den Begriff rational zu erfassen. Das Dao beschreibt das Wesen, das allen Dingen innewohnt, das zwar umschrieben, aber nicht benannt werden kann.

Trotz vieler Übersetzungsversuche bleiben die Texte des Daoismus zum großen Teil unergründlich, wenn nicht sogar unverständlich. Sie entziehen sich uns oft, weil sich im Laufe der Jahrhunderte Sprache und Schrift verändert haben.

Hinzu kommt, dass unser Sprachverständnis ein anderes ist als das der Völker, die Inhalte über Ideogramme, also über bildhafte Darstellungen, vermitteln. Ursprüngliche Bilder haben sich zu Schriftzeichen weiterentwickelt, doch schwingen in ihnen viele verschiedene Nebenbedeutungen mit, die nur vor dem kulturellen Hintergrund verstanden werden können, vor dem sie entstanden sind.

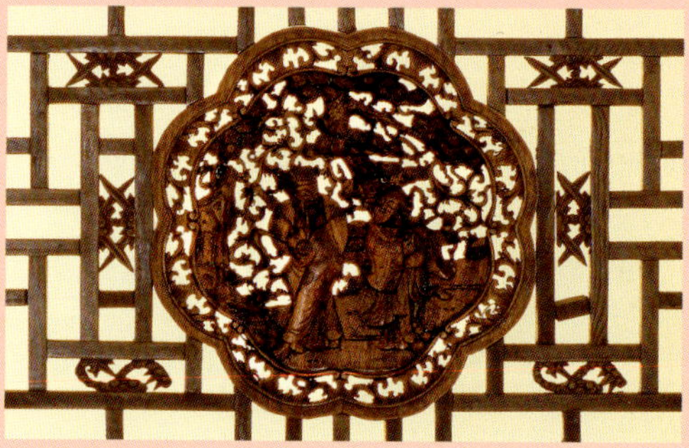

haben soll, aus der Beobachtung bestimmter Tiere das sogenannte »Spiel der fünf Tiere«. In diesem sehr frühen System des Qi Gong, das bis in die heutige Zeit überliefert wurde, empfindet man Bewegungen von Tieren nach, die für die Menschen mit besonderen Kräften ausgestattet waren. Ahmt man die stilisierten Bewegungen von Tiger, Hirsch, Bär, Affe und Vogel nach, soll der Alterungsprozess aufgehalten und die Gesundheit positiv beeinflusst werden. Im Laufe der Zeit wurden unter anderem durch Wandermönche meditative Praktiken des Buddhismus, Techniken des Yoga und Übungen der Kriegerkaste Indiens nach China gebracht, die sich dort mit den bereits existierenden Methoden verbanden und weiterentwickelt wurden. Die wohl bekannteste Geschichte ist die von Da Mo, auch unter dem Namen Bodhidarma bekannt, der im 6. Jahrhundert von dem zu dieser Zeit herrschenden Kaiser eingeladen wurde, über die Lehre des Buddhismus zu sprechen. Die Rede des Bodhidarma missfiel dem Kaiser. Er verwies ihn des Hofes, so musste Bodhidarma seine Wanderschaft durch das chinesische Reich fortsetzen und kehrte letztendlich im Kloster der Shaolin-Mönche ein. Diese fand er in schlechter körperlicher Verfassung vor, weil die Mönche offenbar mehr auf geistige denn auf körperliche Vervollkommnung Wert legten. Wie erfolgreich Bodhidarma mit der Weitergabe seiner körperlichen Übungen war, sieht man an der Entwicklung, die dieses Kloster bis zum heutigen Tage genommen hat. Von Bodhidarma stammen zwei Texte: Das Yi Jin Jing (Klassiker zur Transformation der Muskeln und Sehnen) und Xi Sui Jing (Klassiker zum Waschen des Knochenmarks). Während sich das Yi Jin Jing vornehmlich äußeren Übungen zur Stärkung des Körpers widmete, beinhaltete der zweite Text Anleitungen, wie durch innere Übung die Vitalkraft deutlich gesteigert und Erleuchtung erlangt werden kann.

Konfuzianismus

Eine dritte wichtige Strömung in der chinesischen Geschichte ist, neben Daoismus und Buddhismus, der Konfuzianismus, der im 5. Jahrhundert v. Chr. entstand. Er zeichnete sich durch teilweise rigide Neustrukturierungen in den politischen und sozialen Ordnungssystemen aus. Im Konfuzianismus wurde nicht nur ein einheitliches Währungs- und Maßsystem eingeführt, auch ein umfassendes ethisches und moralisches Wertesystem wurde etabliert, Lebenspflege und Bildung wurden gefördert. Im Qi Gong fand der Konfuzianismus seinen Niederschlag in der Einübung von Disziplin und der Entwicklung von Tugendhaftigkeit.

Betrachtet man alleine diese frühe Geschichte des Qi Gong, wird verständlich, warum sich durch die gegenseitige Beeinflussung unterschiedlichster, zum Teil widersprüchlicher Strömungen ein so ungemein komplexes und weit reichendes Übungssystem entwickelt hat.

Häufig wurde Qi Gong im Lauf der chinesischen Geschichte verboten oder die Ausübung spezieller Techniken sanktioniert. Noch unter Maos Einfluss wurden viele traditionelle Techniken aus dem Bewusst-

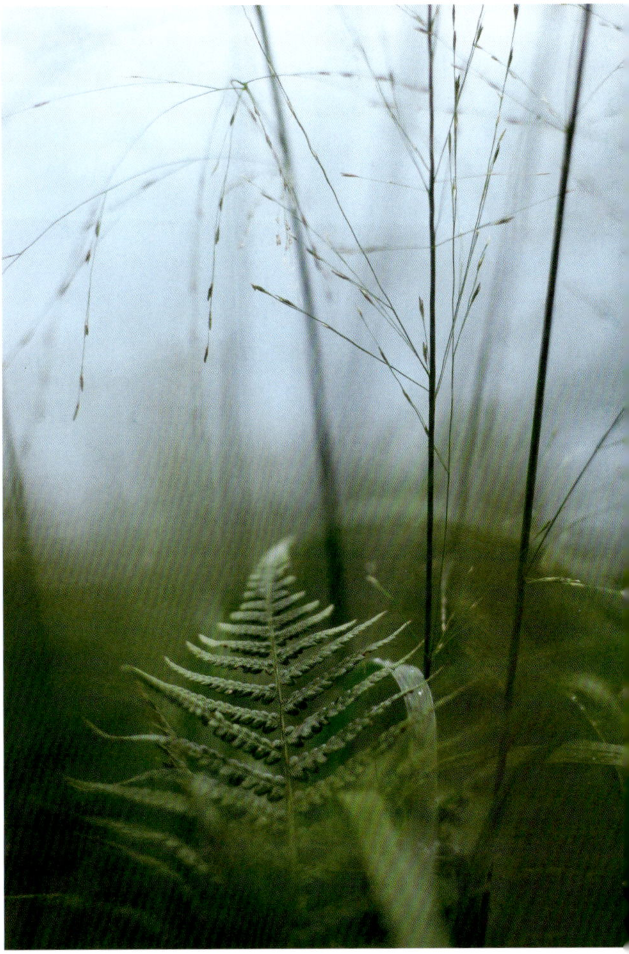

Im Kleinen das Große sehen, im Wirken der Natur sich selbst erkennen ...

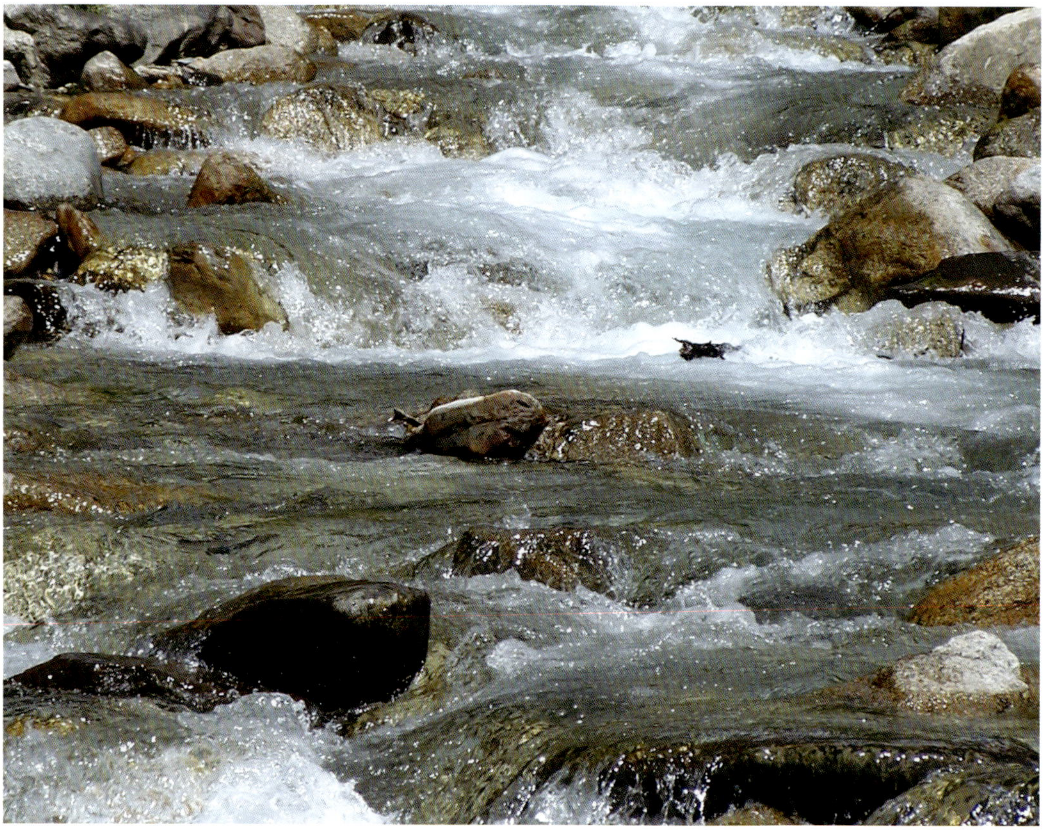

Das Wesen des Qi Gong: Wasser bezwingt und formt das Harte, Starre und Unnachgiebige durch seine Beständigkeit und Weichheit.

sein der Öffentlichkeit verbannt, da Maos Politik rigoros die Befreiung von Traditionen forderte und Qi Gong während seiner Herrschaft verboten wurde. Der politischen Reformwut fiel leider auch die klassische Medizin zum Opfer und es entstand der Begriff der »Traditionellen Chinesischen Medizin«, kurz TCM, die eine »politisch korrekte« Form der überlieferten Heilkunde ist. Die TCM, als Synonym für chinesische Medizin, hat sich allerdings in der Fachwelt so etabliert, dass daher auch im vorliegenden Text auf sie verwiesen wird.

Der Begriff »Qi Gong« ist erst seit den 50er-Jahren des letzten Jahrhunderts gebräuchlich, bis dahin wurden die bekannten Übungen vor allem unter dem Begriff »Qi Gong Yang Shen« (Techniken zur Lebenspflege) zusammengefasst. Als spektakuläre Fälle von Heilungen bei lebensbedrohlichen Erkrankungen in den 70er-Jahren des 20. Jahrhunderts bekannt wurden, lockerte sich allmählich der politische Druck, und Qi Gong konnte nach und nach wieder öffentlich praktiziert und gelehrt werden. In dieser Zeit fand Qi Gong erstmals im Westen Beachtung. Doch obwohl Qi Gong mittlerweile weltweit verbreitet ist, wird es bis in unsere heutige Zeit hinein in China nicht uneingeschränkt geduldet.

Die drei Zweige des Qi Gong

Um die nahezu unüberschaubare Zahl an bekannten Übungen und Übungssystemen zu klassifizieren und um ein einheitliches, modernes und wissenschaftlich anerkanntes System zu etablieren, wurden viele Versuche unternommen. Generell lassen sich drei große Zweige erkennen: das weiche, das harte und das medizinische Qi Gong.

- **Das weiche Qi Gong** umfasst meditative, innere und äußere Übungen, die hauptsächlich der Prävention und Gesundheitspflege dienen.
- **Das harte Qi Gong** findet man eher in den Kampfkünsten. Es zeichnet sich durch teilweise extreme Techniken aus, die, vereinfacht ausgedrückt, die maximale Stärkung des Körpers zum Ziel haben.
- **Medizinisches Qi Gong** enthält im Großen und Ganzen Techniken zur Behandlung konkreter Erkrankungen, hat also einen hohen Stellenwert in der Therapie.

Einfacher erscheint da die Einteilung nach Übungen, bei denen
- äußere Bewegung und innere Ruhe (Dong Gong) oder
- äußere Ruhe und innere Bewegung (Jing Gong) wesentliche und kennzeichnende Elemente sind.

Man findet in der Literatur zudem häufig eine Klassifizierung nach Stilen. Diese Einordnung ist erscheint allerdings etwas willkürlich, da es recht schwierig ist, bei der Vielzahl an Schulen und Techniken gültige Kriterien hierfür festzulegen.

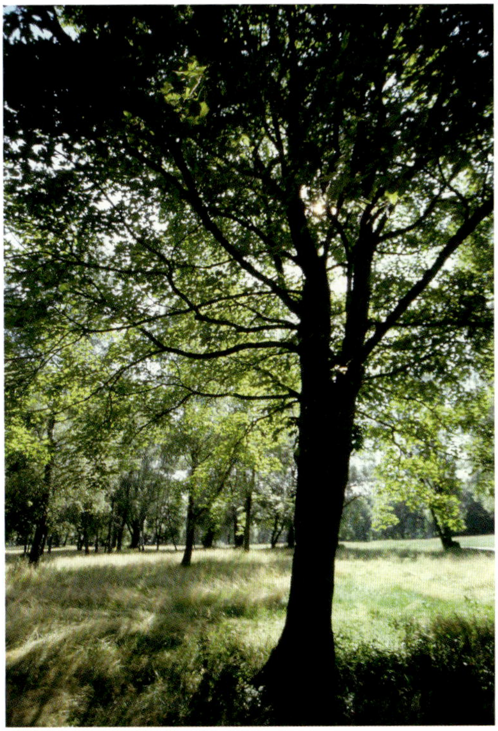

Steht man fest verwurzelt wie ein Baum, ist man standhaft und doch beweglich.

Die drei Schätze

Jing

Wie sich unser Leben zwischen Geburt und Tod gestaltet, hängt zum größten Teil von uns alleine ab. Die Wurzel unseres Lebens legen jedoch unsere Eltern. Im Geschlechtsakt der Eltern verbindet sich die Essenz ihrer Lebenskraft zu dem, was später Mensch wird. Diese Essenz ist das Fundament, auf dem das eigene Leben gründet. Es ist die konstitutionelle Kraft, Jing (sprich: Dsching), die sich im Moment der Geburt und mit Durchtrennung der Nabelschnur in den Nieren sammelt und das Fundament für unser weiteres Leben bildet. Jeder Mensch hat seine eigene Qualität und Stärke des Jing. Durch Jing wachsen wir zu dem, was wir sind. Es nährt beständig unser Qi und drückt sich in unserer Vitalität und Widerstandskraft aus. Jing lässt sich nicht vermehren, da es von unseren Eltern abhängt, wie stark unser Jing ist. Wir können jedoch seine Qualität durch Qi Gong verfeinern, wir können lernen, es zu stabilisieren und zu bewahren. Jing nimmt im Laufe des Lebens ab, daher sollte man diese Kraft wie einen Schatz hüten.

Qi

Qi (sprich: Dschi) ist die alles durchdringende, alles belebende Energie. Qi kann nicht übersetzt werden und ist in seinen Erscheinungsformen so vielgestaltig, dass es sich einer Definition entzieht. Qi ist die aktive Energie, die das Leben ausmacht und sich in Bewegung, Gefühl und Lebensfunktionen ausdrückt. Qi existiert überall und ist in jeder Lebensform zu finden. Wir nehmen das Qi der Erde durch die Nahrung und das Qi des Himmels mit der Atemluft auf. Unser Körper wandelt dieses Qi um in Vitalkraft, die uns am Leben erhält und das konstitutionelle Jing unterstützt und fördert. Das Qi hat seinen Sitz in unserer »Mitte«, dem unteren Dan Tian (auch als Hara bekannt), einem Bereich im Unterbauch.
Qi kennt man in allen Kulturen, wenn auch unter anderem Namen. In Japan ist es das Ki, in Indien das Prana und auch in unserem Kulturkreis ist die Vitalkraft zu allen Zeiten bekannt gewesen, wenngleich das Wissen darum heute etwas in Vergessenheit geraten ist: Arcanum, Odem, Äther, Orgon – um nur einige Begriffe zu nennen, bezeichneten die Vitalkraft des Menschen oder einzelne Aspekte von ihr. Eines der ersten Schriftzeichen für Qi zeigte bildhaft den

Qi im Leben des Menschen

Das Leben des Menschen ist eine Ansammlung von Qi; wenn es sich sammelt, bedeutet es Leben, wenn es sich zerstreut, bedeutet es Tod.
Zhuang Zi, 4.–2. Jhd. v. Chr.

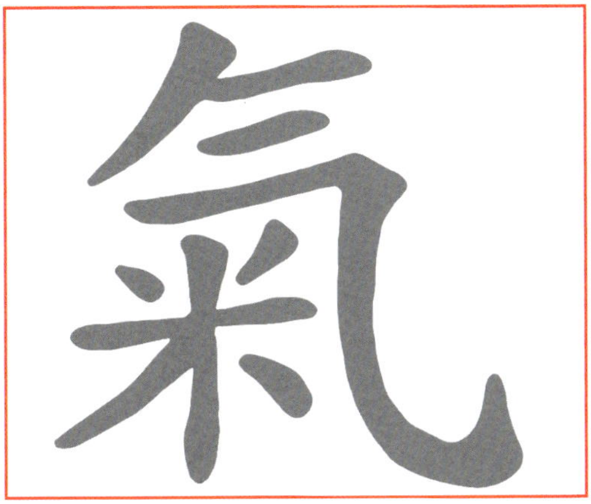

Qi in seiner unendlichen Vielfalt ist Ausdruck einer alles durchdringenden Wirkungskraft.

beim Reiskochen aufsteigenden Dampf. Mit dem Dampf verband man die Kraft, die durch das Zusammenspiel aus Feuer, Wasser und Nahrung entstand. Feuer wärmt, Wasser ist der Ursprung des Lebens und für unser Überleben unentbehrlich und feste Nahrung stärkt den Körper. Als Essenz von all dem wurde der Dampf angesehen. So ist es nicht verwunderlich, dass z. B. dem Nebel, der sich von der Erde erhebt oder sich über Wasser bildet, und den Wolken eine besondere Stellung innerhalb der chinesischen Kultur zugesprochen wird.

Das Qi ist so vielgestaltig wie seine Erscheinungen: Schon alleine das Qi des Menschen wird je nach Wirkungsbereich unterschieden: So wird die Abwehrkraft Wei Qi genannt, krank machende Faktoren nennt man Xie Qi, das Qi, das unsere physiologischen Abläufe bestimmt, unseren Körper schützt und die Kraft der Organe erhält, heißt Zheng Qi usw. Das Qi entzieht sich bislang einer wissenschaftlichen Einordnung, weshalb ihm mitunter Begriffe wie »Ionenfluss«, »magnetische Information« oder »subatomar fließende Signale« zugeordnet werden, die vielleicht Teilaspekte wiedergeben, nicht aber das Qi in seiner Gesamtheit beschreiben.
Das Qi ist der zweite Schatz, den es zu bewahren gilt.

Shen

Nach Jing und Qi ist der dritte Schatz »Shen«, der Geist, die psychische und spirituelle Kraft, die uns innewohnt. Shen drückt sich in unserer Persönlichkeit und unseren geistigen Aktivitäten aus. Shen wird dem Herzen zugeordnet; sein Sitz ist das obere Dan Tian, ein Bereich zwischen den Augenbrauen. Fließt das Qi, kann Shen sich entwickeln. Ein gestärktes Shen wiederum ist in der Lage, das Qi zu leiten.

Wie Jing, Qi und Shen zusammenhängen

Jing, Qi und Shen bedingen und beeinflussen sich gegenseitig.

- So sollte Jing bewahrt und gestärkt werden, um das Qi zu fördern.
- Qi sollte gestärkt werden, um Shen zu fördern.
- Shen sollte gestärkt werden, um zur Leere zu gelangen. Die Leere, die es zu erreichen gilt, ist Ziel und Quelle des Übens zugleich und stellt einen mentalen Zustand

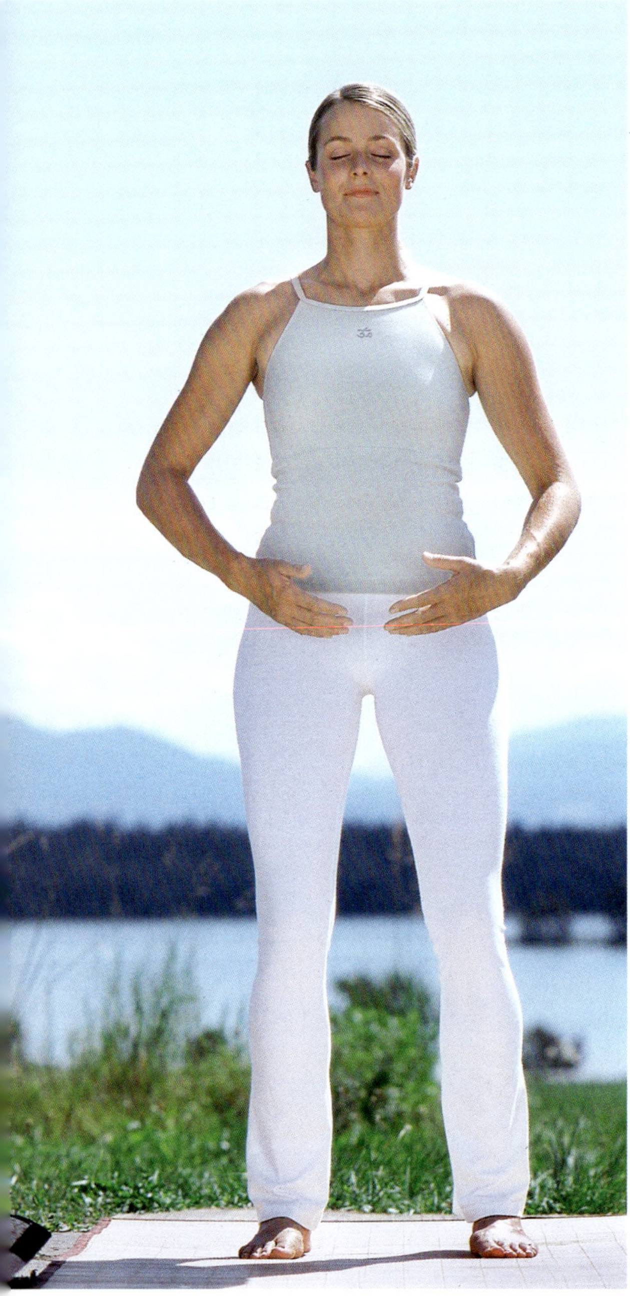

Stille außen, Bewegung innen – Bewegung außen, Stille innen

ursprünglicher Klarheit und Reinheit dar, losgelöst von Vorstellungen und Begrifflichkeiten. Obgleich dieser Zustand geistiger Transformation sich jeglicher Beschreibung entzieht, bleibt er dennoch erfahrbar für jene, die mit Geduld und Ausdauer üben.

Da Körper und Geist nicht voneinander getrennt sind, gilt es beide zu pflegen, um in den ganzen Genuss einer umfassenden Erfahrung und tief greifenden Gesundheit zu kommen.

Was Qi Gong bedeutet

»Gong« (sprich: Gung), der zweite Teil des Begriffs Qi Gong, bezeichnet »Arbeit«. »Übung« oder einen »Nutzen, den man durch Ausdauer und Übung« erreicht. Im Qi Gong geht es also darum, an und mit der Vitalkraft zu arbeiten, sie zu verstehen und zu kontrollieren, um die Gesundheit von Körper, Geist und Seele zu fördern.

Qi Gong ist dabei mehr als nur eine Sammlung körperlicher und geistiger Übungen – es sind heilende Bewegungen. Sanft unterstützen Sie damit die eigene körperliche, geistig-mentale und spirituelle Entwicklung. Beharrlichkeit und Ausdauer stehen zwar im Vordergrund, doch weckt die Leichtigkeit der Übungen auch die Lust an der Bewegung. Auf eine Anspannung folgt immer eine Entspannung, die Ein- und Ausatmung »schwingen« sich im Verlauf der Übung natürlich auf den Wechsel in der Bewegung ein.

Mikrokosmos – Makrokosmos

Das Weltbild der chinesischen Philosophie basiert auf einer simplen und doch ungeheuer komplexen Vorstellung: Zu Beginn aller Zeiten war ruhendes Nichts, Wu Ji. Aus diesem Nichts entstanden die zwei Erscheinungsformen Yin und Yang; das Wechselspiel der beiden Kräfte bringt alle Erscheinungsformen hervor. Alles wird durchströmt von Qi.

Im Yi Jing, einem klassischen philosophischen Text, werden diese beiden Zustände als durchgehende Linie (Yang) und als unterbrochene Linie (Yin) dargestellt. Durch das Spiel der Kräfte, das sich in der Struktur und im Aufbau der Linien wiederfindet, entstanden weitere natürliche Zustände und Elemente wie Himmel, Erde, Donner, Wind, Berg, See usw.

Yin und Yang

Yin und Yang bedingen und ergänzen sich. Durch die unterschiedliche Gewichtung der Anteile entstehen die Naturerscheinungen. Kalt kann ohne heiß nicht existieren, so wie es keine Nacht ohne den Tag gibt. Alles

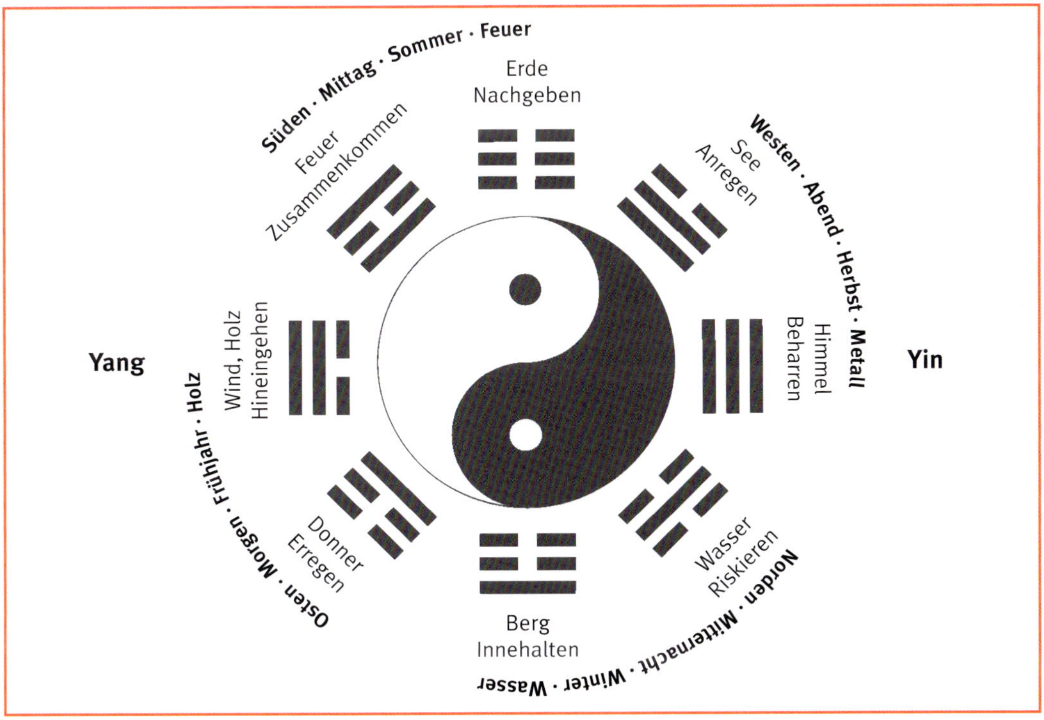

Die Zyklen der Wandlung, dargestellt mit den acht Triagrammen des Yi Jing

bewegt und verändert sich fortlaufend. Deshalb reicht es nicht, Yin lediglich mit Eigenschaften wie Nacht, kalt, passiv, dunkel, weiblich etc. und Yang mit Eigenschaften wie Tag, heiß, aktiv, hell, männlich etc. zu belegen. Solche Eigenschaften beschreiben maximale Zustände eines Systems, das sich kontinuierlich gegenseitig ergänzt und sich in einem ständigen Wandel befindet. Was wir im großen Maßstab in der Natur, im Makrokosmos beobachten können, gilt auch im kleinen Maßstab, im Mikrokosmos, also auf der Ebene der eigenen Existenz. Unser Geschlecht, unsere Befindlichkeit, das Zusammenspiel unserer Organe – in allem finden sich stets beide Anteile, Yin und Yang, in unterschiedlicher Gewichtung. Aus der Beobachtung natürlicher Phänomene heraus entwickelten sich verschiedene theoretische Erklärungsmodelle. Das bekannteste ist das System der »Fünf Wandlungsphasen«, manchmal auch missverständlich »Fünf Elemente« genannt, das heute noch die Basis der TCM bildet. Die fünf Wandlungsphasen werden natürlichen Elementen zugeordnet, die wiederum bestimmte Eigenschaften oder Zustände hervorbringen.

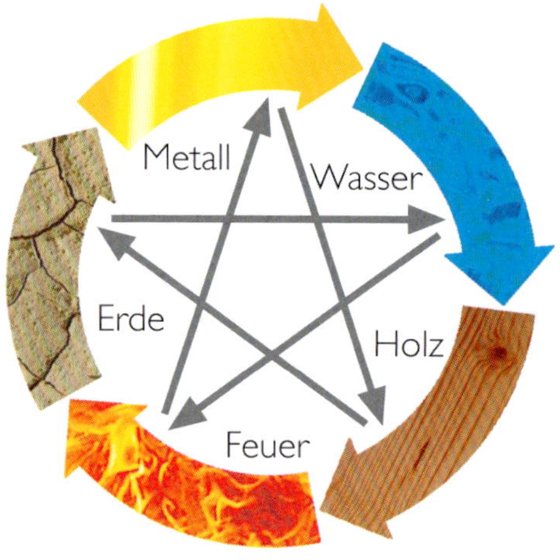

Die Fünf Wandlungsphasen können sich gegenseitig fördern oder hemmen.

Die Funktionskreise

Jeder Wandlungsphase werden zwei sich ergänzende Organe zugeordnet. Dabei gibt es stets ein Speicherorgan (Yin) und ein Durchgangsorgan (Yang). Jeder Organgruppe, die man auch als Funktionskreis bezeichnet, weil sie nicht separat, sondern immer im Gesamtzusammenhang gesehen werden muss, kann man wiederum eine Farbe, eine Emotion, ein Sinnesorgan usw. zuweisen. In der Tabelle auf S. 22 sehen Sie einige beispielhafte Entsprechungen.

Ein Funktionskreis als Beispiel

Diese Zuordnung ist nicht willkürlich, wie man am Beispiel des Funktionskreises Leber/Galle sehen kann: Diesem Funktionskreis wird das »Element« *Holz* zugewiesen.

- Holz wächst im *Frühjahr*, es beginnt zu grünen; *grün* ist auch die Gallenflüssigkeit.
- Es entwickelt sich verstärkt das Qi von Leber und Gallenblase und die beiden Organe sind in dieser Zeit sehr empfindlich und anfällig.
- Symptome bestimmter Erkrankungen dieser Organe zeigen sich besonders stark im Frühjahr.

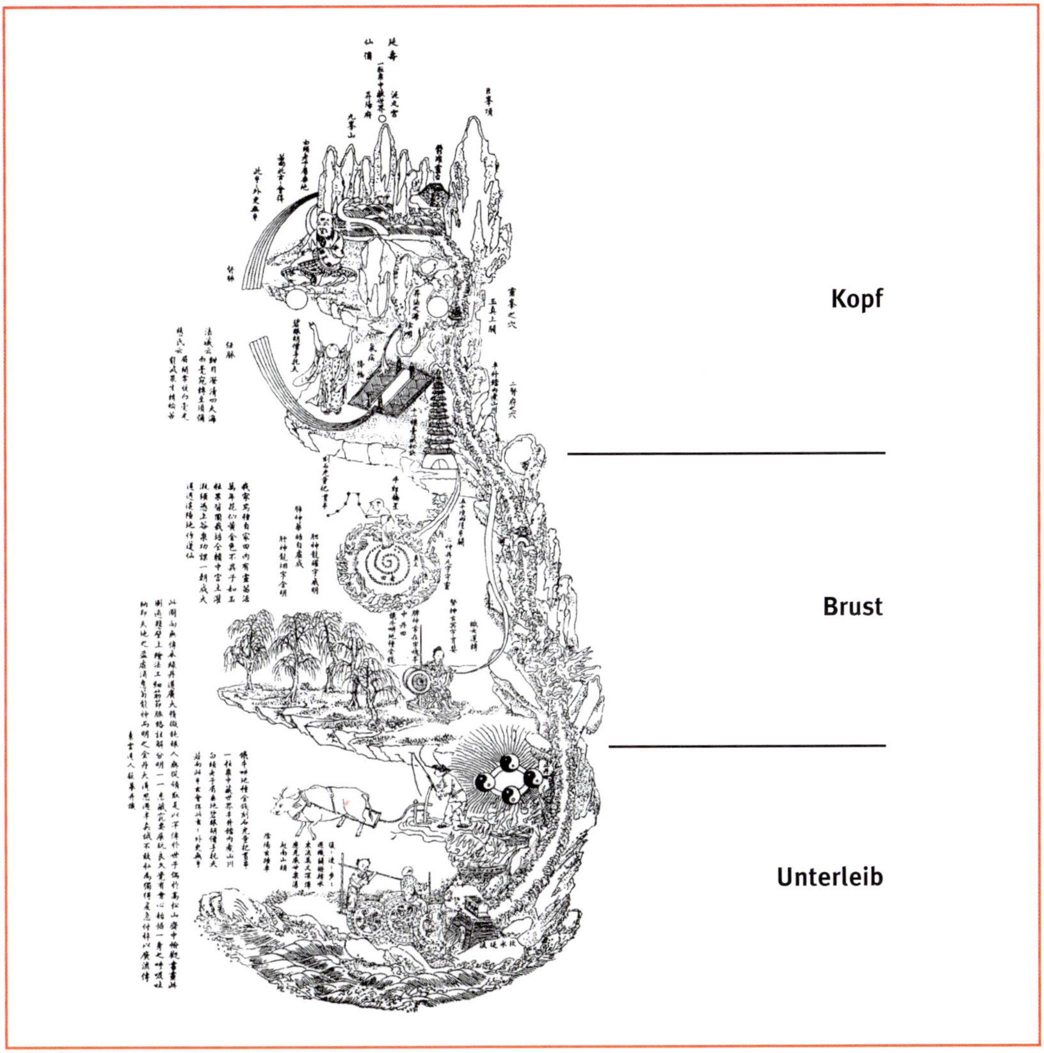

Eine recht alte Darstellung des Qi auf seinem Weg durch den menschlichen Körper. Diese Tafel wurde 1886 von einem taoistischen Priester in Stein geritzt.

- Jemand mit gestörtem Leber-Qi gerät leicht in Wallung, was sich in *Zorn* und *Schreien* ausdrücken kann.
- Das zugeordnete Sinnesorgan sind die *Augen*. Eine gestörte Fettverdauung, die unter anderem mit Leber und Gallenblase in Zusammenhang steht, oder Alkoholkonsum, der wiederum die Leber erheblich belastet, können sich durch typische Merkmale in den Augen zeigen.

Vorsicht, Störungen

So wie die Wandlungsphasen eine aus der anderen hervorgehen und sich gegenseitig fördern, können sie sich auch behindern und stören.

- Holz kann beispielsweise die Erde stören: Langfristig hat eine Erkrankung von Leber und/oder Gallenblase eine Auswirkung auf die Milz, die mit dem Element Erde gleichgesetzt wird.
- Andererseits kann Holz auch das Feuer fördern: Ein gesunder und kräftiger Funktionskreis Leber – Galle wirkt sich positiv auf das Herz und den Kreislauf aus, denn Leber und Gallenblase haben unter anderem einen großen Anteil am Blutbildungsprozess.

Wichtige Hinweise

Alle Emotionen sind als gleichwertig und als natürlicher Teil unseres Wesens zu verstehen und als solche zu akzeptieren. Doch sind die Emotionen exzessiv, schädigen sie den Organismus und beeinträchtigen unser geistiges bzw. mentales Gleichgewicht.

- Übermäßige Freude verlangsamt den Qi-Fluss und schadet dem Herzen.
- Übermäßige Wut lässt den Qi-Fluss nach oben steigen und schadet der Leber.
- Übermäßige Traurigkeit verbraucht das Qi und schadet der Lunge.
- Übermäßige Sorgen blockieren und ballen das Qi und schaden Magen und Milz.
- Übermäßige Angst treibt das Qi nach unten und schadet den Nieren.

Natur (Makrokosmos)

Fünf Wandlungsphasen	Jahreszeit richtung	Himmels	Geschmack	Farbe	Klima	Yin und Yang
Holz	Frühjahr	Ost	sauer	grün	Wind	kleines Yang
Feuer	Sommer	Süd	bitter	rot	Hitze	großes Yang
Erde	Spätsommer	Mitte	süß	gelb	Feuchtigkeit	Mitte
Metall	Herbst	West	scharf	weiß	Trockenheit	kleines Yin
Wasser	Winter	Nord	salzig	schwarz/purpur	Kälte	großes Yin

Fünf Wandlungsphasen	Yin-(Speicher-)organ	Yang-(Durchgangs-)organ	Sinnesorgan	Gewebe	Emotion	Geräusch
Holz	Leber	Gallenblase	Augen	Sehnen	Zorn	Schreien
Feuer	Herz	Dünndarm	Zunge	Gefäße	Freude	Lachen
Erde	Milz	Magen	Mund	Muskeln	Nachdenklichkeit	Singen
Metall	Lungen	Dickdarm	Nase	Haut, Haare	Sorge	Weinen
Wasser	Nieren	Blase	Ohren	Knochen	Furcht, Angst	Stöhnen

Meridiane und Vitalpunkte

Die Funktionskreise werden durch Leitbahnen, die Meridiane, miteinander verbunden. Die Leitbahnen transportieren das Qi durch den Körper und versorgen alle Bereiche mit Vitalenergie. Fließt das Qi frei und ungehindert, ist Gesundheit die Folge; staut sich Qi, durch Störungen von außen oder von innen, zeigen sich entsprechende Symptome. Auf den Leitbahnen liegen Bereiche, die gemeinhin als Akupunkturpunkte bezeichnet werden. Über diese Vitalpunkte kann man direkt mit einer Nadel, Hitze oder Druck auf das Qi einwirken. Von besonderer Bedeutung sind die im Zusammenhang mit den Übungen genannten Dan Tian. »Dan Tian« bedeutet im übertragenen Sinne »Feld des himmlischen Elixiers« oder »Unsterblichkeitspille«. In früheren Zeiten ging man davon aus, dass Unsterblichkeit erlangte, wer diese Bereiche des Körpers durch entsprechende Übungen pflegte. Die Dan Tian korrespondieren mit besonders nerven- und gefäßreichem Körpergewebe oder Drüsen und sind identisch mit den entsprechenden Chakren, die man vornehmlich aus dem Yoga kennt.

Qi im Tagesverlauf – die Organuhr

Innerhalb von 24 Stunden dreht sich die Erde einmal um ihre eigene Achse. In dieser Zeit fließt das Qi einmal durch alle Meridiane. So werden die Organe im Tagesverlauf mit etwas mehr oder etwas weniger Qi versorgt, sie haben Maximal- oder Minimalzeiten. In Maximalzeiten ist das entsprechende Organ kräftig, in Minimalzeiten ist es schwach und sollte geschont werden. Der Magen hat z. B. von sieben bis neun Uhr seine Maximalzeit. Die Verdauung funktioniert zu dieser Zeit optimal.

Wo im Körper die Meridiane verlaufen

Die Abbildungen auf den nächsten Seiten geben einen Überblick über die wichtigsten Meridiane (chin.: Jing Luo, netzartige Verknüpfung) und Vitalpunkte.

- Die Meridiane werden in zwölf Hauptleitbahnen unterteilt, die anteilig den Yin- und

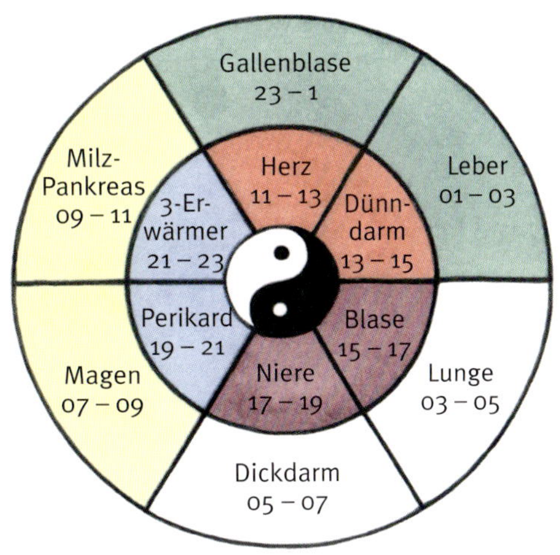

Jedes Organ hat eine starke und eine schwache Phase im Zyklus des Qi.

Yang-Organen zugeordnet werden können. Acht Sonder-Leitbahnen ergänzen dieses Geflecht.

- Du Mai und Ren Mai (Lenker- und Dienergefäß) sind Teil der acht Sondermeridiane und werden aufgrund ihrer Bedeutung innerhalb des Qi Gong ebenfalls hier dargestellt. Quer verlaufende Leitbahnen verknüpfen die vertikal verlaufenden Meridiane, wobei der Gürtelmeridian eine herausragende Stellung einnimmt.
- Yin-Meridiane versorgen die sogenannten Speicherorgane, Yang-Meridiane die Hohl- oder Durchleitungsorgane.

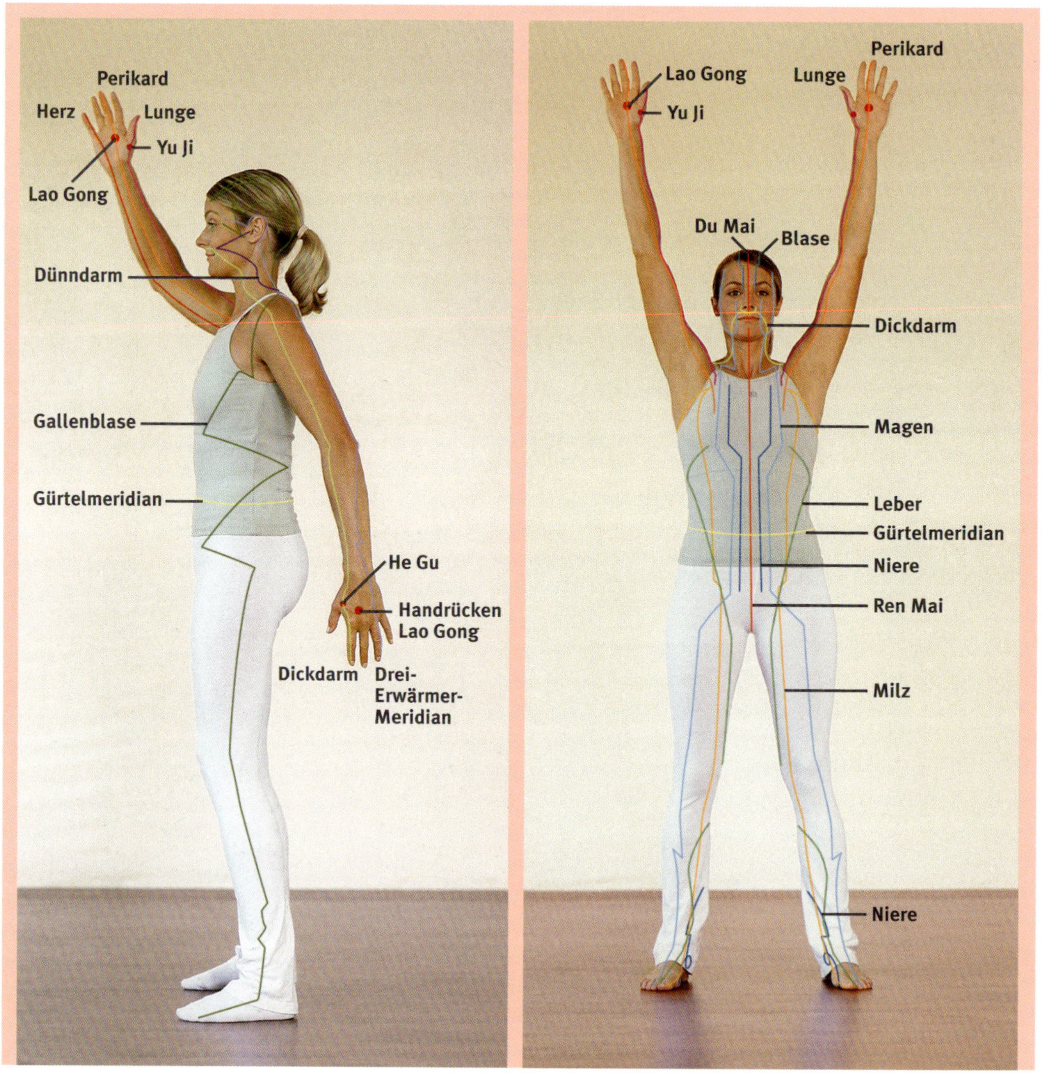

- Anfangs- und Endpunkte eines Meridians sind ebenso eingezeichnet wie die Verlaufsrichtung.

Yin-Meridiane der Hand

(Verlaufsrichtung: Brust zu Hand)

- Lungen-Meridian
- Perikard-Meridian
- Herz-Meridian

Yang-Meridiane der Hand

(Verlaufsrichtung: Hand zu Kopf)

- Dickdarm-Meridian
- Drei-Erwärmer-Meridian
- Dünndarm-Meridian

Yang-Meridiane des Fußes

(Verlaufsrichtung: Kopf zu Fuß)

- Blasen-Meridian
- Gallenblasen-Meridian
- Magen-Meridian

Yin-Meridiane des Fußes

(Verlaufsrichtung: Fuß zu Brust)

- Nieren-Meridian
- Leber-Meridian
- Milz-Meridian

Komplexe Verläufe der einzelnen Meridiane

Meridiane verlaufen teils oberflächlich, teils ziehen sie in die tieferen Körperschichten und durch die Organe. Sie sind also komplexer, als schematische Darstellungen das vermuten lassen.

In der Regel befinden sich in den Fingerspitzen und in den Zehenspitzen die Übergangspunkte zum nächsten in der Fließrichtung des Qi befindlichen Meridian. Die Meridiane folgen in dieser Weise aufeinander: Lunge → Dickdarm → Magen → Milz/ Pankreas → Herz → Dünndarm → Blase → Niere → Perikard → Dreifacher Erwärmer → Gallenblase → Leber → Lunge.

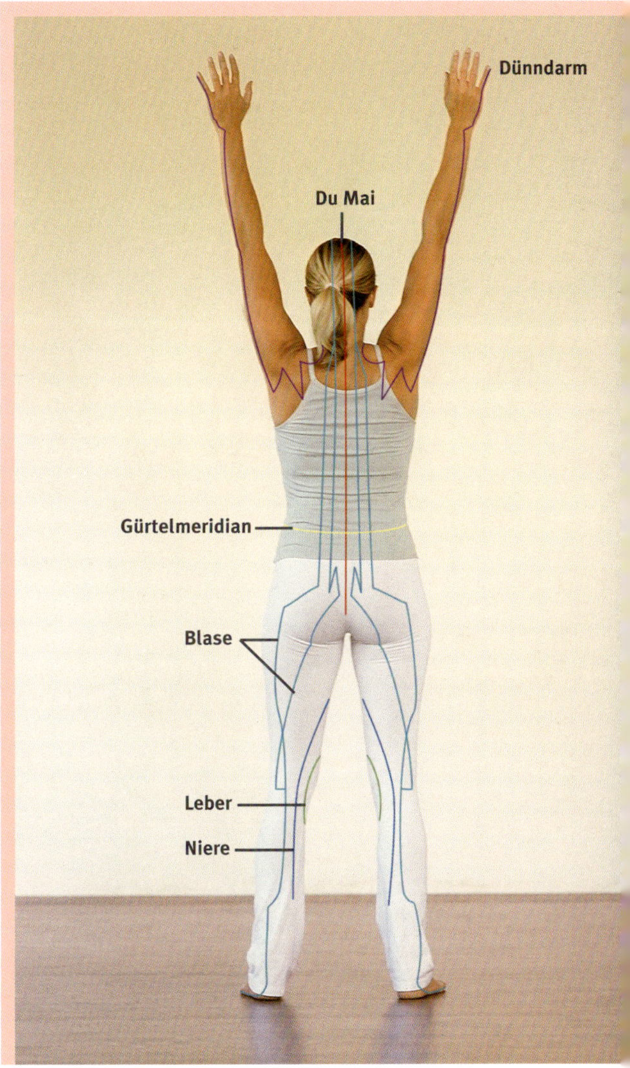

Die wichtigsten Vitalpunkte

Yin Tang/Shang Dan Tian
Siegelhalle/Oberes Zinnoberfeld
- Liegt in der Mitte zwischen den Augenbrauen.
- Der Yin Tang spricht die Hypophyse (Hirnanhangsdrüse) an.

Xuan Ji
Wundervolle Jadeperle
- Liegt am oberen Ende des Brustbeins.
- Der Punkt Xuan Ji spricht die Schilddrüse an. Ist ihre Funktion jedoch gestört, sollte man sich nicht auf diesen Bereich konzentrieren.

Dan Zhong/Zhong Dan Tian
Vorhof der Brust/Herznest/Mittleres Dan Tian
- Liegt zwischen den Brustwarzen auf dem Brustbein.
- Der Punkt Dan Zhong spricht die Thymusdrüse an.

Shao Dan Tian (Qi Hai)
Feld des himmlischen Elixiers/Unteres Dan Tian
- Liegt ungefähr zwei Fingerbreit unterhalb des Nabels, ein wenig zur Wirbelsäule hin
- Das untere Dan Tian ist der Sitz des (Ursprünglichen) Qi, das aus dem (Ursprünglichen) Jing gebildet wird. Von hier aus lenkt man das Qi, und hierhin führt man es dann auch wieder zurück.

Hui Yin
Zusammenkunft des Yin/Geschlechtspunkt
- Liegt in der Mitte zwischen Steißbein und Anus.
- Hui Yin liegt entgegengesetzt zum Bai Hui.

Chang Qian
Wachstum und Stärke
- Liegt zwischen der Steißbeinspitze und dem Anus.
- Durch Chang Qian fließt das Qi ins Rückenmark.

Ming Men
Tor des Lebens
- Liegt gegenüber dem Nabel, am Kreuzungspunkt von Gürtelmeridian und Du Mai.
- Ming Men steht in enger Verbindung zu den Nieren und Shen Shu, dem »Transportpunkt zu den Nieren«, über den man die Nieren als Sitz des ursprünglichen Qi ansprechen kann.

Shen Shu
Tor zu den Nieren/Einflusspunkt des Nieren-Funktionskreises
- Liegt ca. zwei Fingerbreit rechts und links vom Dornfortsatz des zweiten Lendenwirbels, ungefähr auf Höhe des Ming Men.
- Durch diese Punkte können sowohl die Nieren als auch die Lendenwirbelsäule gestärkt werden.
- Diese Punkte sollten stets warm gehalten werden.

Ji Zhong
Die Mitte des Rückgrats
- Liegt dem Solarplexus gegenüber.
- Ji Zhong spricht die Nebennieren an. Über diesen Punkt kann das Nieren-Qi gestärkt und durch Konzentration auf

diesen Bereich die allgemeine Befindlichkeit verbessert werden.

Da Zhui
Großer Wirbel
- Liegt zwischen dem ersten Brust- und siebten Halswirbel, durch seine starke Ausprägung gut tastbar.
- Über Da Zhui kann das Yang Qi im Körper gestärkt werden.

Yu Zhen
Jadekissen
- Liegt zwei bis drei Fingerbreit oberhalb des Haaransatzes am Hinterkopf.
- Yu Zhen spricht das Kleinhirn an.

Bai Hui
Zusammenkunft aller Leitbahnen
- Liegt am höchsten Punkt des Schädels und ist der Verbindungspunkt zum Himmel.
- Der Vitalpunkt Bai Hui spricht die Zirbeldrüse an.

Lao Gong
Mitte des Handtellers/Palast der Mühen
- Ballt man die Faust, liegt der Lao Gong zwischen Mittel- und Ringfinger im Handteller.
- Über den Vitalpunkt Lao Gong kann man sanft beruhigend auf den Shen/Geist einwirken. Durch ihn kann neues Qi aufgenommen und auch wieder abgegeben werden.

Äußerer Palast der Arbeit
- Liegt auf dem Handrücken gegenüber dem inneren Palast der Arbeit.

Yu Ji
Fischbauchgrenze
- Liegt auf dem Daumenballen, in einer Vertiefung an der Grenze zwischen roter und weißer Haut.
- Dieser Punkt wirkt regulierend auf das Lungen-Qi.

He Gu
Vereinte Täler
- Legt man Daumen und Zeigefinger zusammen, befindet sich He Gu auf dem höchsten Punkt der Erhebung zwischen den beiden Fingern.
- Über He Gu kann man beruhigend auf den Shen/Geist einwirken.

Yong Quan
Sprudelnde Quelle
- Yong Quan ist der Verbindungspunkt zur Erde. Er liegt in der Fußmitte, unterhalb des Zehenballens (siehe Abbildung).
- Über diesen Punkt wird Qi aufgenommen und abgegeben.

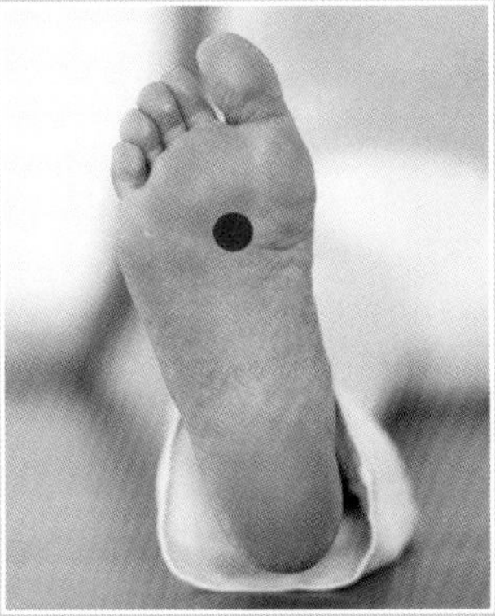

Der Punkt Yong Quan auf der Fußsohle

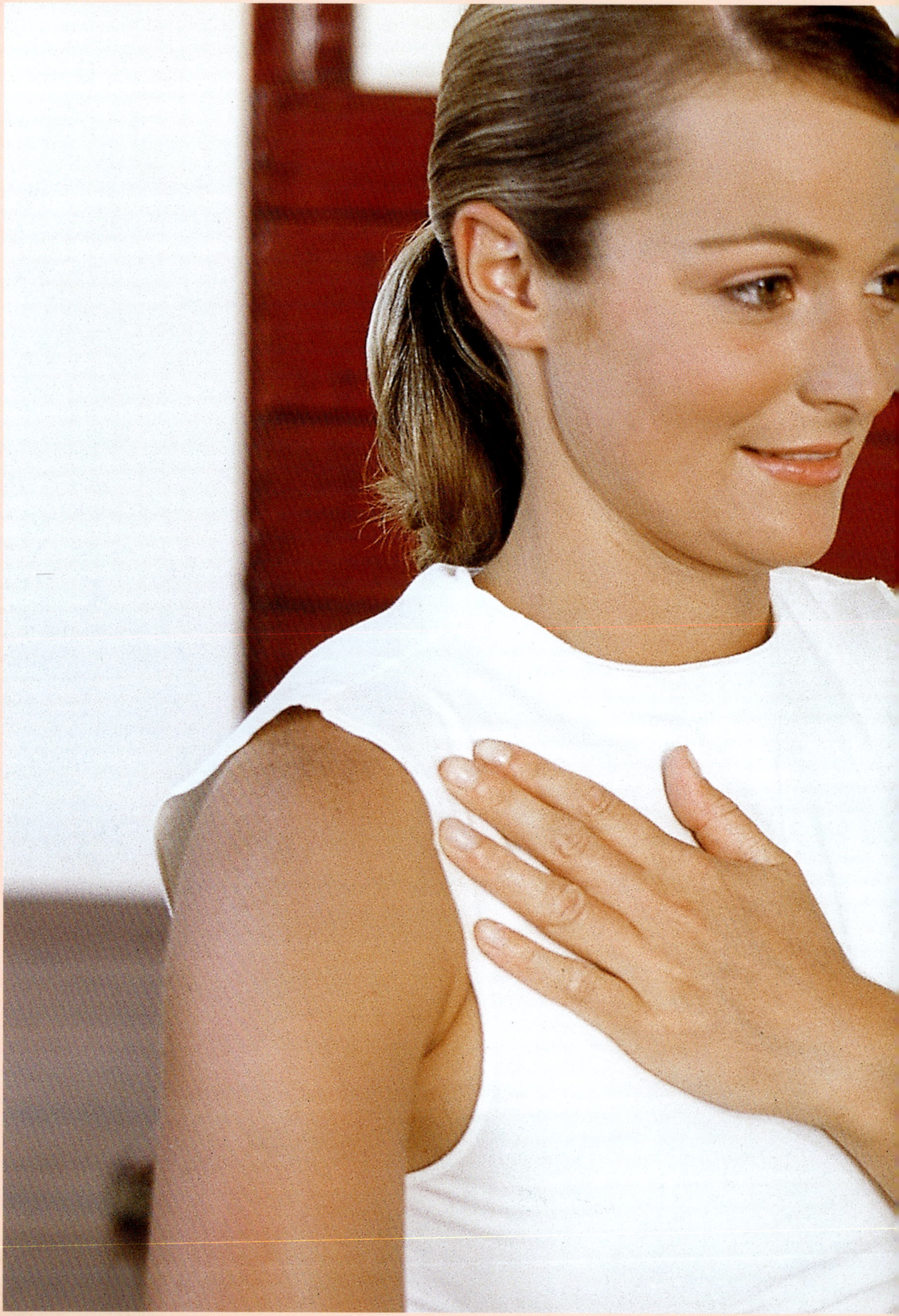

Die Praxis des Qi Gong

So wie man Getreide durch kräftiges Ziehen nicht zum Wachsen bewegen kann, so sollte man das Ergebnis des Übens nicht durch übermäßigen Ehrgeiz zunichte machen. Achtsamkeit, Beharrlichkeit und das Befolgen der natürlichen Prinzipien tragen wesentlich zum Gelingen der Qi-Gong-Übungen bei.

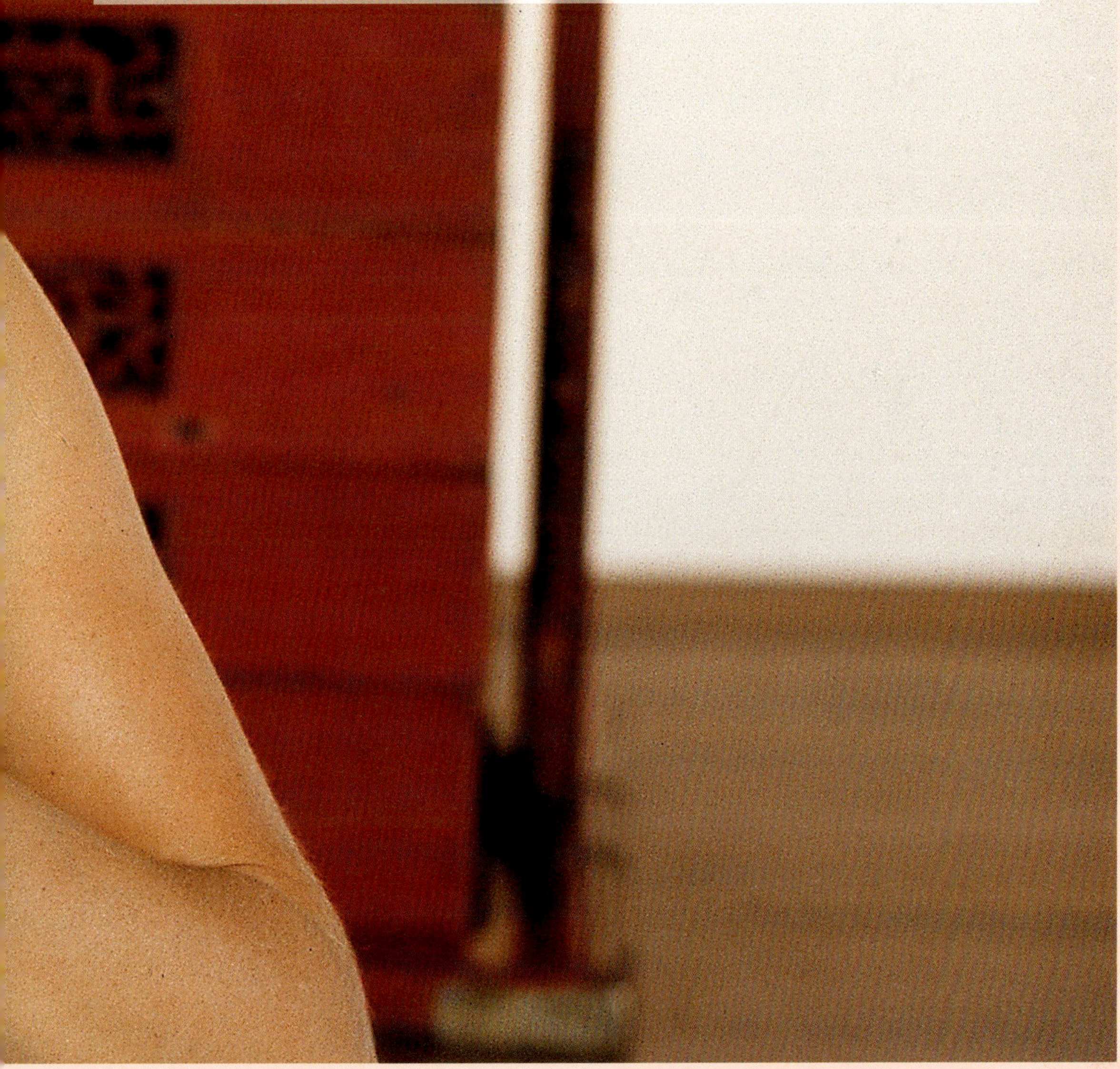

Körper, Geist und Atmung im Einklang

Um Qi Gong zu praktizieren, ist es unerlässlich, Körper, Geist und Atmung zu regulieren und aufeinander abzustimmen. Ist der Körper ruhig und befindet er sich in der richtigen Position, so kann das Qi ungehindert fließen. Eine falsche Haltung beeinträchtigt nachhaltig den Qi-Fluss, indem sie die Stagnation und ungünstige Anreicherung von Qi fördert und so zu Schmerzen führen kann.
Ist das Shen (Herz) in Frieden, wird der Atem ruhig. Ist die Atmung ruhig, natürlich und gleichmäßig, vertieft sich die Entspannung, und man kann sich leichter auf die Übungen vorbereiten. Mit dem Geist bzw. mit dem Verstand (chin. Yi) werden Körper und Atmung reguliert. Auf dieser Basis kann sich wiederum Yi entfalten und das Qi lenken. Man sagt: Wo sich Yi befindet, dort ist auch Qi. Dabei ist es ratsam, das Qi nicht zu forcieren, da es sehr flüchtig ist und sensibel reagiert. Folgen Sie mit Ihrem Geist dem Qi-Fluss und das Qi wird wiederum Ihrem Geist folgen.

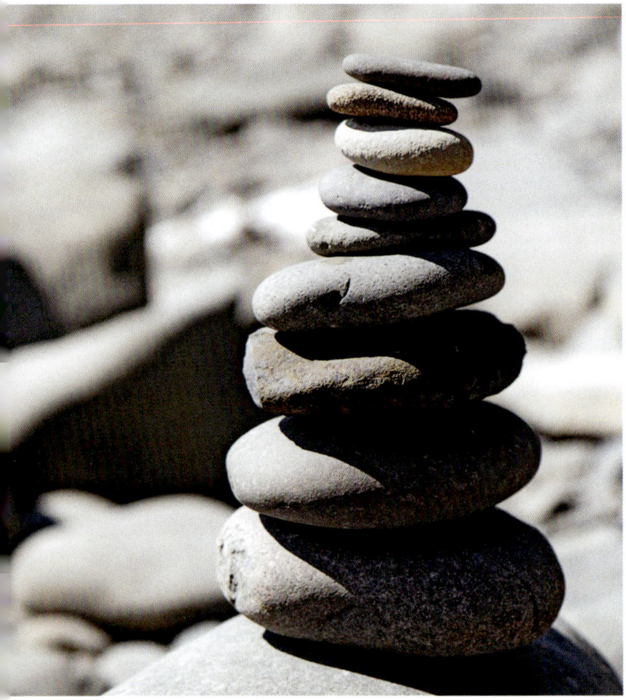

Erst wenn die Basis stabil ist, kann die nächste Stufe erreicht werden.

Die drei Stufen

Das Üben des Qi Gong verläuft immer in drei Stufen:

- **Auf der ersten Stufe** ist es wichtig, dass man lernt, das Wirken einer Übung zuzulassen, zu beobachten und zu erfahren. Das schafft Wissen und man entwickelt die nötige Konzentration.
- **Auf der zweiten Stufe** weiß man um das Wirken der Übung. Man lenkt bewusst die Empfindungen, indem man an die Wirkung denkt und sie spürt.
- **Auf der dritten Stufe** lösen sich alle Empfindungen auf und man erreicht den »Qi-Zustand« (chin. De Yi Huang Qing). Damit wird ein Entspannungszustand beschrieben, bei dem der Körper vergessen wird und das Nur-Geist-Sein sich einstellt. Ein Zustand, dessen bewusste Wahrnehmung während des Übens angestrebt wird.

Um sich selbst keinen Schaden zuzufügen, ist es wichtig, einen Schritt nach dem anderen zu machen.

Die Grundhaltung oder Ausgangsposition

Die Grundhaltungen

Stehen wie ein Baum,
sitzen wie eine Glocke,
gehen wie der Wind,
liegen wie ein Bogen

Fast alle stehenden und sitzenden Übungen beginnen in der Grundhaltung oder werden aus dieser heraus durchgeführt. Mit der Grundhaltung versuchen wir, den Körper in eine optimale Standposition zu bringen, bei der die Gelenke entlastet, die Wirbelsäule geschont und die Atmung erleichtert wird. Wenn Sie besondere Sorgfalt auf eine korrekte Haltung während des Übens legen, werden Sie die Übungen in einem sehr entspannten Zustand durchführen können. So ganz nebenbei bekommen Sie auch noch einen positiven Trainingseffekt »geschenkt«: Richtiges Stehen kräftigt Ihre Beine, stärkt Ihre Wirbelsäule, Ihre Atmung wird leichter und tiefer und das Qi kann frei und ungehindert fließen.

1 **Eine korrekte Körperhaltung erleichtert die Durchführung der Qi-Gong-Übungen. Das gilt für Übungen im Sitzen ...**

2 **... wie für Übungen im Stehen. Eine falsche Körperhaltung, wie diese hier, sollte man von Anfang an vermeiden.**

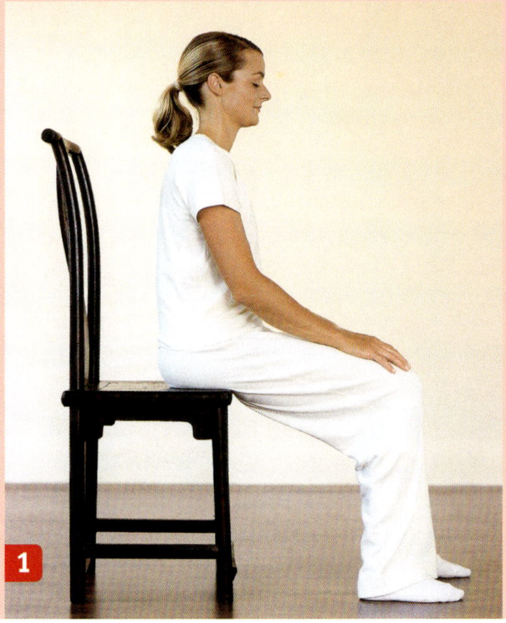

1

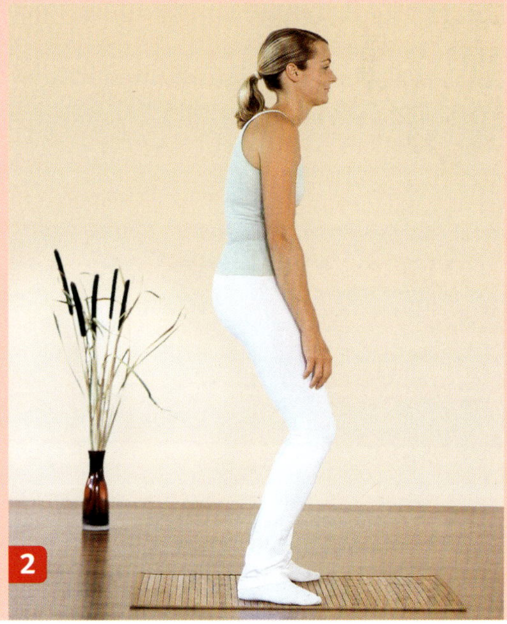

2

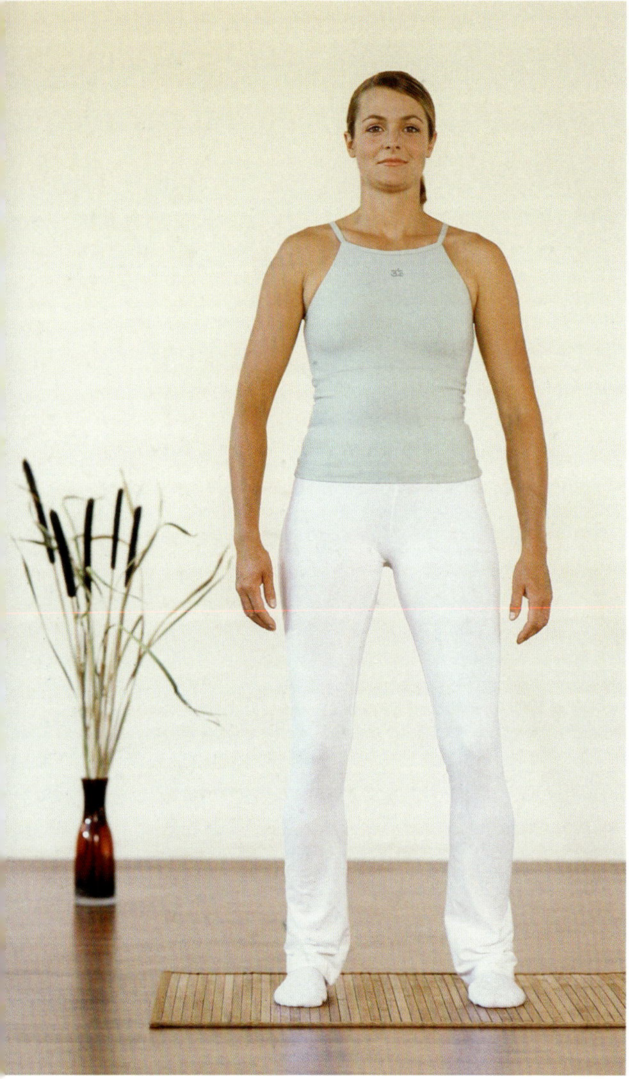

Für das Gelingen der Übungen ist es wichtig, dass alle Bereiche des Körpers optimal aufeinander abgestimmt sind.

Gehen Sie vor und während der im Stehen auszuführenden Übungen stets die folgenden Punkte im Geiste durch und überlegen Sie, was noch verbessert werden kann.

Kontrollieren Sie im ersten Durchgang Ihre Haltung bei den Füßen beginnend bis zum Kopf und im zweiten Durchgang vom Kopf bis zu den Füßen. Das lässt das Qi sinken und der Geist wird ruhig.

Die Füße

Die Füße sind unsere »Wurzeln«, deshalb beginnen wir, um einen stabilen Stand zu finden, mit ihnen. Stellen Sie sich aufrecht hin, die Füße stehen schulterbreit: Das entspricht einer Fußlänge zwischen den Fußinnenkanten. Sie stehen parallel zueinander, gegebenenfalls müssen Sie dazu Ihre Füße etwas nach innen drehen. Durch den Parallelstand der Füße wird Ihr Becken entlastet und entspannt.

Ihre Füße berühren mit der gesamten Sohle den Boden. So wie gesunde, kräftige Bäume in der Natur durch ihre starken Wurzeln Halt finden und auch einem Sturm standhalten, so sollten auch Sie versuchen, Ihre Füße als starke Wurzeln zu sehen, die tief ins Erdreich hineinragen und Ihnen den nötigen Halt geben. Achten Sie darauf, Ihr Gewicht nicht zu sehr nach vorne, Richtung Zehen, oder zu weit nach hinten, Richtung Fersen, zu verlagern. Auch die Außen- und Innenkanten sind nicht übermäßig belastet. Ihr gesamtes Körpergewicht ruht auf und in Ihren Füßen.

Spannen Sie vor Übungsbeginn 1-mal kurz, für die Dauer eines tiefen Atemzugs, die Zehen beider Füße fest an, krallen Sie sich in den Boden und entspannen Sie Ihre Zehen beim Ausatmen wieder.

Die Knie

Unsere Knie haben, wie die Wirbelsäule, eine Menge zu tragen und auszuhalten. Dem Gewicht unseres Körpers müssen Sie ebenso standhalten wie psychischem Druck. Knie und Wirbelsäule federn normalerweise bedingt durch ihre Konstruktion Druck von oben ab. Wird jedoch zu viel Druck ausgeübt, ganz konkret durch Übergewicht, schweres und vor allem falsches Heben, aber auch durch psychische Überlastungen wie Stress, Ärger, Sorgen etc., können in der Folge die Wirbelsäule oder die Knie darunter leiden. Rückenschmerzen, ein Bandscheibenvorfall oder schmerzhafte Prozesse im Knie werden häufig durch psychisch entlastende Maßnahmen, gezielte Entspannungs- und Körperübungen gelindert oder sogar geheilt. Gerade aus dem Grund verdienen die Knie besondere Beachtung und sorgsame Pflege.

In der Grundhaltung sind die Knie etwas gebeugt, etwa in der Stellung, wie wir sie automatisch beim Gehen über den schwankenden Boden eines Schiffs oder in einem Flugzeug einnehmen. Wenn Sie kleine Kinder beobachten, werden Sie bei genauerem Hinsehen feststellen, dass Kinder, die erst vor kurzer Zeit Laufen gelernt haben, die Knie leicht gebeugt halten, um im Gleichgewicht zu bleiben.

Wenn Sie Ihre Knie beugen, sollten die Kniescheiben beider Beine, von der Seite betrachtet, nicht über die Zehenspitzen hinausragen. Drehen Sie Ihre Knie leicht nach außen, ohne den Kontakt der Füße zum Boden zu vernachlässigen. Ihre Knie sollten in die gleiche Richtung wie Ihre Zehen zeigen. Werden die Knie etwas nach außen gedreht, erhöht sich die Spannung in den Beinen bzw. in den Gelenken leicht. Versuchen Sie, diese Spannung zu halten. Ihre Beine sollten sich kraftvoll und angenehm entspannt anfühlen. Sind Sie nicht an diese Form des Stehens gewöhnt, kann es zu leichtem Zittern in den Beinen kommen. Dieses Zittern ist eine natürliche Reaktion der Beinmuskulatur und kein Anlass zur Besorgnis. Finden Sie sich nach und nach in die korrekte Grundhaltung ein, verschwindet das Zittern wieder von ganz alleine.

Mein Rat

Gebeugte Knie in Verbindung mit einer leichten Außenrotation erleichtern die Entspannung des Beckens ebenso wie den Fluss des Qi in die obere Körperregion und umgekehrt. Für manche Menschen kann es unangenehm oder sogar schmerzhaft sein, die Knie etwas nach außen zu drehen. Wichtig ist, dass die Kniescheiben in die gleiche Richtung wie die Zehenspitzen zeigen. Das sollte auf angenehme Weise geschehen und nicht mit Kraft. Weisen die Knie eine anatomisch bedingte Fehlstellung auf, sollte man die eigenen Grenzen und Möglichkeiten respektieren.

Das Becken

Lassen Sie Ihr Becken los! Leichter gesagt als getan, ist doch unser Becken häufig verspannt und gerade bei Männern relativ unbeweglich. Durch fortgesetztes Qi Gong lockert sich die Beckenmuskulatur und ihre ursprüngliche Beweglichkeit wird im Lauf der Zeit wiederhergestellt. Durch ein bewegliches Becken kann das Qi besser von oben nach unten und umgekehrt fließen. Oft lösen sich durch das Lockern auch Disbalancen, die durch Blockaden im Beckenbereich hervorgerufen werden, wie z. B. Menstruations- oder auch Verdauungsbeschwerden.

»Spielen« Sie mit Ihrem Becken. Lassen Sie es sanft kreisen, kippen Sie es nach vorne (Hohlkreuz) und nach hinten, neigen Sie es zur Seite – allerdings ohne Ihren Oberkörper allzu sehr in die Bewegung einzubeziehen.

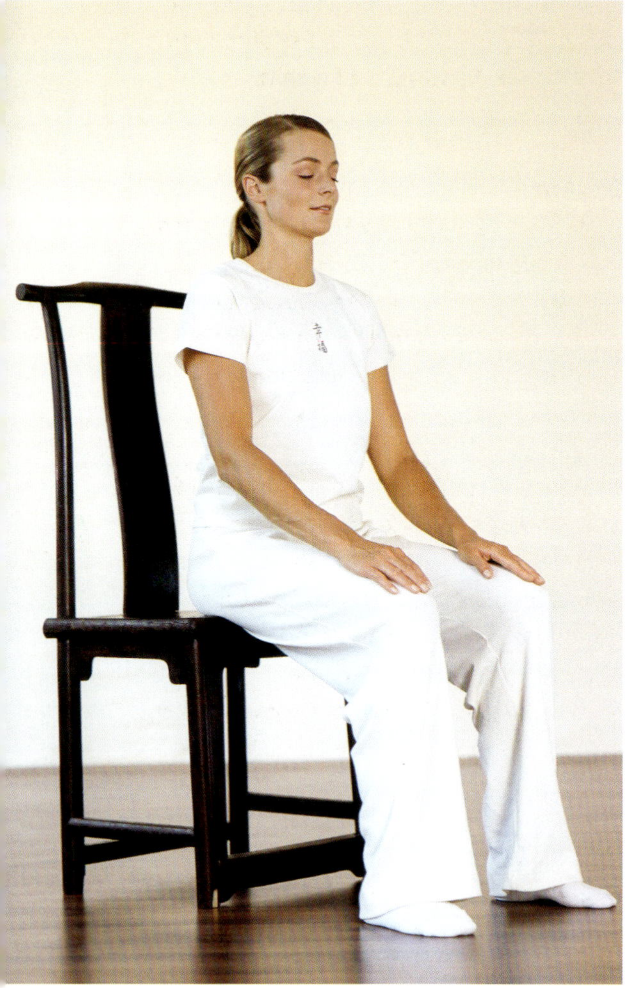

Eine korrekte Qi-Gong-Haltung, sitzend oder stehend, kann auch im Büroalltag zwischendurch entspannend sein.

Für unsere Grundhaltung ist eine korrekte Ausrichtung des Beckens erforderlich: Versuchen Sie Ihre Po- und Bauchmuskulatur zu entspannen. Stellen Sie sich vor, an Ihrem Steißbein befindet sich eine Schnur. An dieser Schnur ist ein Gewicht befestigt. Dieses Gewicht zieht nun Ihr Becken langsam nach hinten, was wiederum Ihre Lendenwirbelsäule streckt.

Übertreiben Sie diese Bewegung nicht. Lassen Sie Ihr Becken vielmehr einige Male leicht nach vorne und dann wieder nach hinten kippen. Wenn Sie in sich hineinhorchen, werden Sie an einem Punkt der Bewegung spüren, dass Ihre Wirbelsäule wie eine stabile, tragende Säule aufrecht im Becken »steht«. Diese Position ist angenehm.

Bauch und Po sind bei der korrekten Haltung des Beckens entspannt, lediglich ein kleiner Teil der Muskeln oberhalb des

Schambeins ist leicht angespannt, um das Becken in dieser Position zu stabilisieren. Der Anus wird leicht hochgezogen, die Pomuskulatur bleibt locker. Halten Sie diese Spannung ohne allzu viel Kraftaufwand.

Der Brustkorb und die Taille

Ist der »Unterbau« stabil, kann das Gebäude problemlos weiter nach oben wachsen. Lenken Sie Ihre Aufmerksamkeit nun auf Ihren Brustkorb und die Schultern.

Lassen Sie Ihre Schultern nach unten und etwas nach vorne sinken, ohne einen »Buckel« zu machen, sprich den oberen Rücken zu sehr zu runden. Dies hat einen doppelten Effekt: Zum einen entspannt diese Haltung den Brustkorb bzw. die Atemhilfsmuskulatur und erleichtert eine natürliche, tiefe Atmung, zum anderen entfernen sich die Schulterblätter etwas von der Wirbelsäule, was wiederum den Brustkorb nach hinten weitet und den Qi-Fluss im Rücken fördert.

Übertreiben Sie das Hängenlassen der Schultern nicht. Eine allzu schlaffe Haltung wäre eher hinderlich für ein gutes Gelingen des Qi Gong.

Als »Schaltstelle« zwischen Unterkörper und Oberkörper fungiert die Taille. Schenken Sie diesem Bereich besondere Aufmerksamkeit, denn die Taille sollte entspannt und beweglich sein, um den größtmöglichen Nutzen aus den Übungen zu ziehen. Ist die Taille fest und unbeweglich, kann das Qi nicht zum Dan Tian sinken.

Der am höchsten Punkt des Kopfs liegende Bai Hui steht in einer senkrechten Linie über dem im Dammbereich liegenden Punkt Hui Yin. Versuchen Sie sich diese gerade, durchgehende Linie vorzustellen. In dieser Position kann das Qi frei fließen und Ihre Atmung kann sich auf wohltuende Weise entfalten.

Die Arme

Lassen Sie Ihre Arme locker an den Seiten Ihres Körpers hängen, die Handflächen zeigen zur Außenseite der Oberschenkel, die Fingerspitzen zeigen auf natürliche Weise zum Boden, ohne die Hände zu überstrecken.

Drehen Sie Ihre Ellbogen etwas nach außen und vorne, bis sie ungefähr eine Handbreit vom Oberkörper entfernt sind – gerade so weit, dass die Achseln etwas frei werden. Diese Haltung der Arme fördert die Durchblutung, den Qi-Fluss und erleichtert die Ausdehnung des Brustkorbs, was wiederum einen positiven Einfluss auf Ihre Atmung hat.

Der Kopf

Um den Kopf in eine angenehme, aufrechte Position zu bringen, können Sie sich zweier Bilder bedienen: Lassen Sie Ihren Kopf wie einen gasgefüllten Ballon nach oben schweben, wobei seine höchste Stelle, der Bai Hui, himmelwärts gerichtet ist. Dadurch

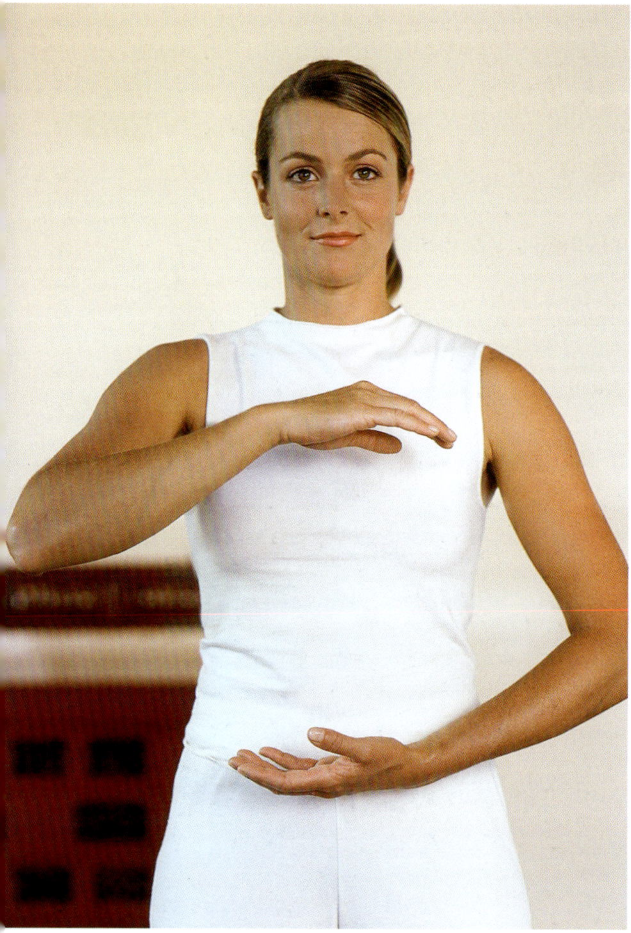

Dehnen Sie Ihre Wahrnehmung zu allen Seiten aus. Sogar zu Ihrer Körperrückseite.

kommt das Kinn etwas zurück und die Halswirbelsäule streckt sich auf angenehme Weise.

Alternativ können Sie sich auch vorstellen, dass Sie einer Marionette gleich durch einen Faden, der an der höchsten Stelle Ihres Kopfs befestigt ist, mit dem Himmel verbunden sind. Dieser Faden hält Ihren Kopf, sodass Sie Ihren Körper nach unten »hängen« lassen können.
In beiden Fällen findet eine Entlastung der Halswirbelsäule statt, die sich auf die Durchblutung im Kopf- und Nackenbereich förderlich auswirkt und eine leichte Atmung ermöglicht.

Das Gesicht

Lassen Sie Ihre Gesichtszüge locker. Entspannen Sie auch Ihre Schläfen. Versuchen Sie, Ihre Stirn – und hier vor allem den Bereich zwischen den Augenbrauen – zu entspannen.

Ober- und Unterkiefer und die Lippen liegen nur leicht aufeinander. Verspannen Sie Ihre Kiefergelenke während des Übens nicht.

Der Horizontblick

Entspannen Sie Ihre Augenlider. Schauen Sie mit leicht gesenkten Augenlidern auf einen imaginären Punkt, der sich 15 bis 20 Meter vor Ihrer Nasenspitze auf dem Boden befindet. Richten Sie Ihren Blick nach vorne, ohne diesen Punkt zu fixieren. Öffnen Sie Ihren Blick nach allen Seiten. Nehmen Sie alles innerhalb Ihres Blickfelds wahr, ohne sich gedanklich damit zu beschäftigen.

Wie weit Ihr Blickfeld zur Seite geht, können Sie ganz einfach testen: Heben Sie Ihre Arme nach vorne hoch, Handrücken zum Gesicht gewandt und die Zeigefinger nach

oben gestreckt. Bewegen Sie nun langsam Ihre Arme zur Seite, den Blick weiter nach vorne gerichtet. Versuchen Sie dabei, den linken wie den rechten Zeigefinger gleichermaßen wahrzunehmen. Bewegen Sie die Arme so weit zur Seite, bis Ihre Zeigefinger aus dem Blickfeld verschwinden. Sie werden erstaunt sein, wie weit Ihre Wahrnehmung auch auf der Seite reicht.
Versuchen Sie, diesen »Horizontblick« zu halten.

Die Zungenspitze

Legen Sie Ihre Zungenspitze ein kleines Stückchen hinter den Schneidezähnen (sprechen Sie ein »L«) ohne Druck an den oberen Gaumen.
Lassen Sie ein leichtes Lächeln um Ihren Mund spielen. Das erhöht die Motivation, vermehrt die Freude am Lernen, erleichtert das Üben und tut einfach nur gut.

Die acht Körperöffnungen

Ist Ihr Körper optimal ausgerichtet, ziehen Sie allmählich Ihre Aufmerksamkeit nach innen. Schließen Sie zur Vervollständigung die acht Körperöffnungen: Augen, Ohren, Nase, Mund, äußeres Geschlechtsorgan und Anus. Verschließen Sie die Ohren, indem Sie tief nach innen horchen und die Geräusche um sich herum wie Wind verwehen lassen. Verschließen Sie die Nase, indem Sie die Gerüche um sich herum nicht mehr bewusst aufnehmen.
Durch das Hochziehen des Anus, wie weiter vorne bereits beschrieben, wird auch diese Körperöffnung geschlossen.
Verhindern Sie durch leichtes Anspannen der Muskulatur im Bereich des Geschlechtsorgans, dass die Vitalkraft durch diese Öffnung – nach Auffassung der TCM auch »äußere Nieren« genannt – nach außen strömt. Gerade beim Üben des Kleinen Kosmischen Kreislaufs ist es von Bedeutung, einer sexuellen Erregung, die sich möglicherweise einstellen kann, nicht nachzugehen, heißt, die Aufmerksamkeit nicht allzu sehr auf diesen Bereich zu lenken.

Die Wahrnehmung

Bleiben Sie mit Ihrer Aufmerksamkeit bei Ihrem Körper und versuchen Sie, allmählich ein umfassendes Gefühl für alle Teile zu bekommen.
Dehnen Sie nach und nach Ihre Wahrnehmung gleichzeitig in alle Richtungen aus. Obwohl Sie in die Ferne schauen, nehmen Sie alles in Ihrem Blickfeld wahr. Lauschen Sie auf die entferntesten Geräusche – ohne diese Wahrnehmungen zu bewerten, ohne ihnen anzuhaften.

So wird Qi »gesichert«

Durch das Schließen der acht Körperöffnungen wird generell verhindert, dass das Qi sich zerstreut bzw. aus dem Körper »sickert«. Die Konzentration wird gefestigt, der Fokus ausgerichtet auf die wesentlichen Elemente einer Übung und die Sammlung des Qi wird erleichtert.

Mein Rat

Bei einigen Übungen kann es Ihnen passieren, dass Sie spüren, wie Ihr Körper zu schwanken, zu schaukeln oder leicht zu vibrieren beginnt.
Durch die Aktivierung des Qi-Flusses und das Auflösen von Blockierungen kann es zu solchen durchaus natürlichen Reaktionen Ihres Körpers kommen. Nehmen Sie sie lediglich wahr, ohne sie zu forcieren.
Wird die Bewegung zu heftig oder fühlen Sie sich unwohl dabei, beenden Sie die Übung.

Der Schwerpunkt

Versuchen Sie zu spüren, wo Ihr Schwerpunkt liegt. Wo fühlen Sie die Schwere Ihres Körpers besonders stark? Fühlt sich Ihr Kopf schwer an? Oder Ihr Brustkorb? Zieht es Sie im Oberkörper etwas nach hinten oder nach vorne? Oder haben Sie das Gefühl, Ihr Oberkörper sei leicht und die Schwere sei mehr nach unten gerichtet? Schauen Sie sich ein Stehaufmännchen an: Der obere Teil dieser Spielzeugfigur ist hohl, der untere, halbkugelförmige Teil, auf dem das Männchen steht, ist mit einem Gewicht gefüllt. Durch das Gewicht im Bauch wird das Stehaufmännchen niemals umfallen.

Halten Sie sich dieses Bild vor Augen, wenn Sie die Grundposition einnehmen: Versuchen Sie, Ihren Schwerpunkt, die Fülle nach unten zu verlagern, wohingegen Ihr Oberkörper sich leicht und leer anfühlen sollte. Gehen Sie vor Ihren Übungen immer wieder die oben aufgeführten Punkte durch. Je mehr Sie diese Empfehlungen beherzigen, desto leichter werden Ihnen die vorgestellten Übungen fallen.

Wenn Sie wollen, können Sie die physische Grundhaltung natürlich auch in Ihren Alltag integrieren: Egal ob Sie im Kaufhaus in einer Schlange stehen, an der Haltestelle warten oder in der Küche das Gemüse schneiden – die hier beschriebene Grundhaltung kann nicht nur helfen, den Rücken zu entlasten und die Haltung zu verbessern, sie kann auch zu einem entspannteren Umgang mit dem Alltag beitragen.

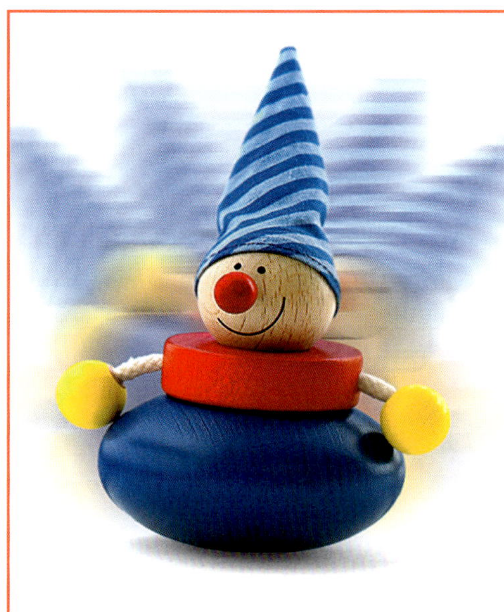

Unten schwer, oben leicht

Die Ausgangsposition von oben nach unten – Zusammenfassung

Kopf »schwebt« nach oben,
Bai Hui zeigt zum Himmel,
Kinn etwas zurückgenommen,
Zungenspitze berührt den Gaumen.

Schultern etwas nach vorne sinken lassen,
Brustbein entspannen,
Ellbogen leicht ausgedreht, Achselhöhlen frei,
Unterarme hängen,
Handflächen zeigen zum Körper,
Fingerspitzen zeigen nach unten.

Hüftbereich und Taille locker,
Becken aufgerichtet,
unterer Teil des Bauchmuskels leicht gespannt,
Anus hochgezogen.

Knie leicht gebeugt nach außen gedreht,
Füße parallel,
fest mit dem Boden verbunden,
großen Zehenballen, kleinen Zehenballen und Ferse deutlich spüren,
Belastung gleichmäßig verteilt.

Bai Hui und Hui Yin in einer Linie,
Schwerpunkt unten,
die acht Körperöffnungen geschlossen.

Den Blick zum Horizont,
die Wahrnehmung ausdehnen,
nicht bewerten,
nicht anhaften.

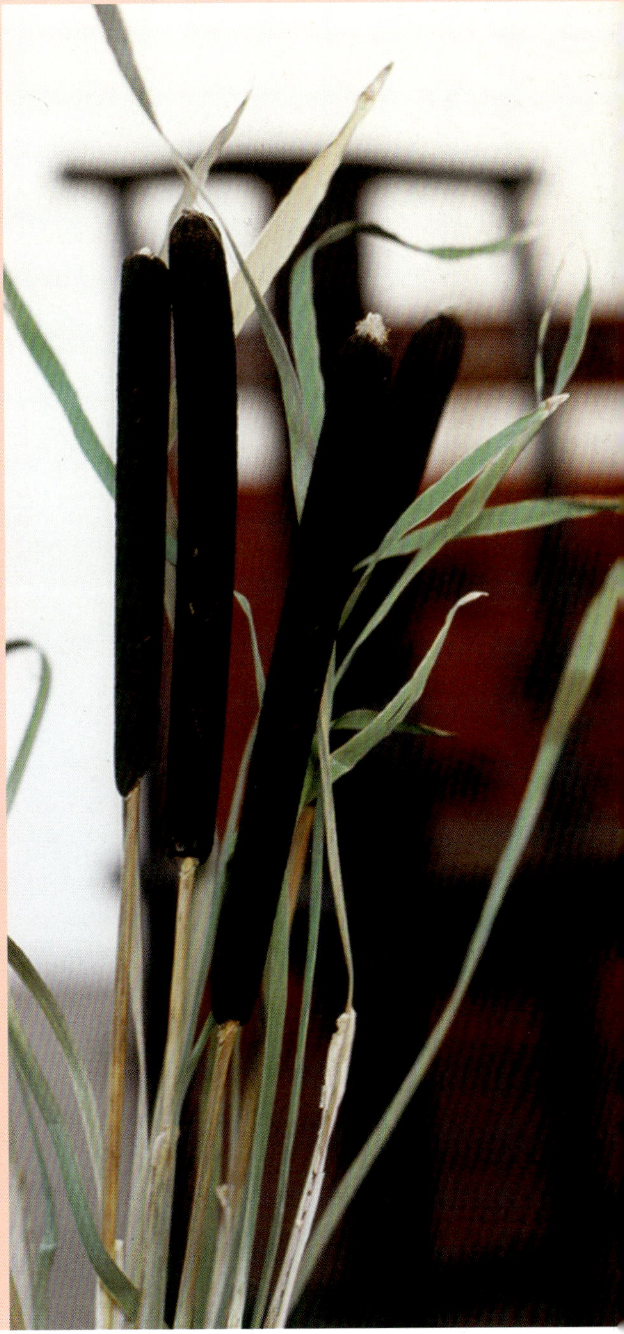

Grundlagen des Übens

Worauf Sie achten sollten

- Machen Sie sich zu Beginn mit den Übungen vertraut und überlegen Sie, welche der vorgestellten Übungen Ihnen zusagen. Idealerweise sollten sich Übungen in Ruhe und Übungen mit Bewegung ergänzen.

- Stellen Sie sich ein kleines, überschaubares Set an Übungen zusammen, das in der Ausführung 20 bis 30 Minuten dauern sollte. Selbstverständlich können Sie auch länger und im Ausnahmefall auch einmal kürzer trainieren. Doch empfiehlt es sich, lieber kurz, dafür aber konzentriert ans Werk zu gehen.

- Ideale Trainingszeiten sind die frühen Morgenstunden, wenn der Tag erwacht und das natürliche junge Qi am kräftigsten ist, oder abends, wenn die Sonne versinkt und der Geist sich nach innen zieht und der Körper in die Regenerationsphase eintritt. Folglich beschäftigt man sich morgens mit eher belebenden, abends mit beruhigenden, ausgleichenden Übungen. Probieren Sie aus, welche Tageszeit Ihnen zusagt.

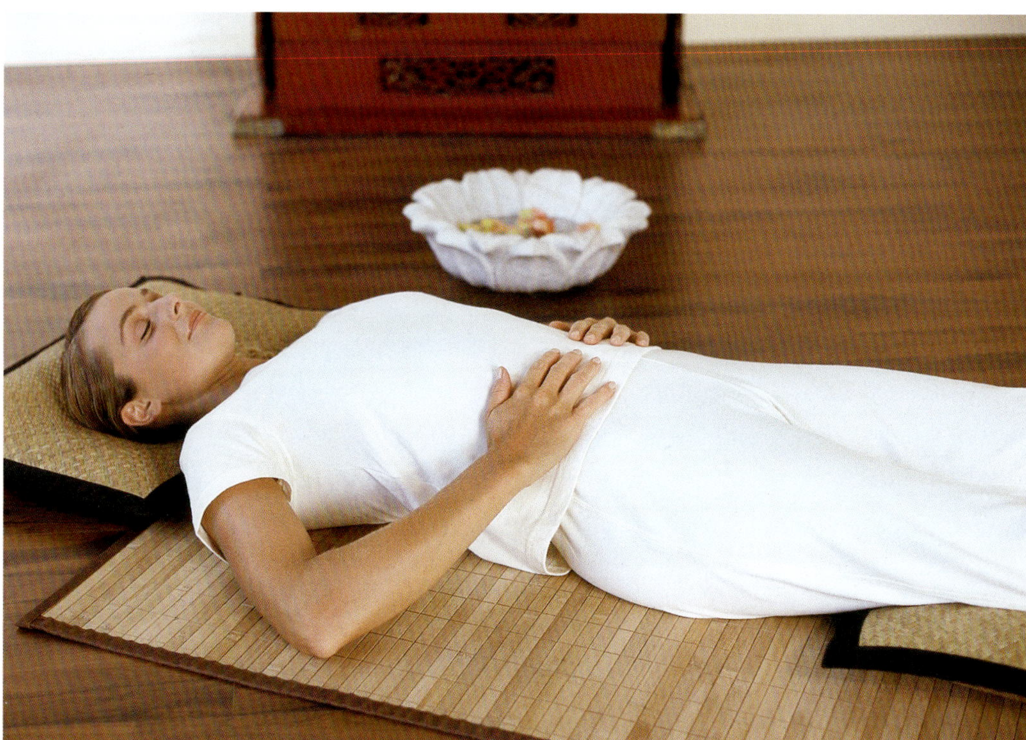

Nichts ist wichtiger als der Moment. Was war, ist vorüber, was sein wird, ist noch nicht eingetreten.

• Verspüren Sie im Tagesverlauf den Wunsch, eine oder mehrere Übungen zu praktizieren, geben Sie diesem Wunsch nach. Vermeiden Sie es, in hungrigem Zustand zu üben, direkt vor oder nach den Übungen zu essen oder kalte Getränke zu sich zu nehmen.

• Gewöhnen Sie sich daran, möglichst die gleichen Übungen zur gleichen Zeit am selben Ort in dieselbe Himmelsrichtung auszuführen. Körper und Geist gewöhnen sich an dieses »Ritual«, was zur Folge hat, dass das Lernen zunehmend leichter fällt, Sie motivierter sind und schneller in den Qi-Zustand (siehe S. 30) kommen.

Die Himmelsrichtungen

Nach chinesischer Auffassung ist das Universum von Qi erfüllt und Qi beeinflusst alle Dinge. So wird auch die Erde von einem beständigen Qi-Fluss durchströmt, der wiederum Einfluss auf unseren Organismus hat. Parallelen dazu finden sich in den Erkenntnissen zu den physikalischen Eigenschaften unseres Planeten. Wir sind vielerlei Kräften ausgesetzt: Magnetfeldern, Ionen, atmosphärischen Strömungen, terrestrischen und extraterrestrischen Strahlungen – all das beeinflusst unseren Organismus und damit natürlich auch unser Befinden. So ist es verständlich, dass auch die Himmelsrichtungen einen Einfluss auf unseren Organismus haben: Süden entspricht dem Herzen, Westen der Lunge, Norden den Nieren, Osten der Leber, die Mitte der Milz.

Mein Rat

Bei allen Regeln, Hinweisen und Anleitungen, die zu befolgen sind, sollten Sie eins nicht vergessen: Im Qi Gong geht es um Ihr Wohlbefinden und die Freude am Üben. Sollte etwas nicht auf Anhieb gelingen, nehmen Sie es nicht so ernst. Mit einem kurzen, befreienden Lachen können Sie in einem solchen Fall mehr für Ihre Gesundheit tun als mit einer Stunde angespanntem und verbissenem Training.

• Machen Sie Ihre Ausrichtung von Ihrem persönlichen Empfinden abhängig. Für einen gesunden Menschen ist es eher zweitrangig, in welche Himmelsrichtung die Übungen ausgeführt werden.

• Üben Sie möglichst in einer ungestörten Umgebung, die frei von ungünstigen Einflüssen ist.

• Suchen Sie sich einen Platz in der freien Natur oder einen Raum mit ausreichender Frischluftzufuhr.

• Vermeiden Sie Zugluft während des Trainings und danach. Lassen Sie sich während Ihres Qi-Gong-Trainings nicht stören.

• Stellen Sie sich auch keine Uhr, versuchen Sie vielmehr, Ihr eigenes Zeitempfinden für die Übungen zu entwickeln.

- Leichte, nicht beengende Kleidung fördert das Wohlbefinden und das freie Fließen des Qi.

- Sind Sie unterwegs oder im Büro, möchten aber nicht auf Ihre Übungen verzichten, lockern Sie für die Dauer des Trainings Gürtel und Krawatte und entledigen sich bei Bedarf Ihrer Schuhe – zumindest wenn diese hohe Absätze haben.

- Ob Sie lieber barfuß üben oder ein Paar leichte (Hallen-)Schuhe tragen, bleibt Ihnen überlassen. Schuhe sind jedoch zu bevorzugen, da sie u. a. einen besseren Halt während der im Stehen auszuführenden Übungen bieten.

- Legen Sie Metallgegenstände und Schmuck während des Übens ab.

- Stellen sich beim Qi Gong angenehme Empfindungen oder Bilder ein, nehmen Sie das lediglich zur Kenntnis. Beschäftigen Sie sich nicht zu intensiv mit diesen Erscheinungen, denn sie sind, wie alles, vorübergehender Natur und lenken vom Wesentlichen ab.

Wann sollte man auf keinen Fall üben?

Vermeiden Sie Qi Gong bei

- Wetterumschwüngen, Gewitter, Sturm;
- Fieber, akuten Erkrankungen, schweren Verletzungen und nach Operationen;
- schwer wiegenden Herzerkrankungen (bitte stimmen Sie sich mit dem Therapeuten ab, der Sie behandelt);
- starker Menstruation, Schwangerschaft (nur nach Absprache mit dem Arzt oder der Hebamme);
- geistiger Erregung, Unzufriedenheit, zorniger Stimmung;
- Neurosen und Psychosen.

Sollten Sie einen Qi-Gong-Kurs oder ein Seminar besuchen und verunsichert sein, ob bestimmte Einschränkungen für Sie gelten, sprechen Sie vorher bitte mit dem Kurs- bzw. Seminarleiter.

Trainingsablauf

Versuchen Sie, unabhängig von den Inhalten Ihres Übungssets, die folgende Reihenfolge beizubehalten:

1. Grundhaltung einnehmen und zur Ruhe kommen (z. B. das *Innere Lächeln*, *Fang Song Gong* oder *Der kleine kosmische Kreislauf*)
2. *3-mal tief aus- und einatmen*
3. *Öffnen und Schließen* (immer)
4. Übungen im Stehen und mit Bewegung (Beispiel: 2 Basisübungen + 6 Übungen, um den Qi-Fluss anzuregen = 8 Übungen; oder 8 Übungen, um den Qi-Fluss anzuregen. 8 Übungen sind nicht zwingend, passen Sie die Anzahl der Übungen Ihren Bedürfnissen an.)
5. *Schließen und Öffnen* (immer)
6. *3-mal tief aus- und einatmen*
7. *Selbstmassage* (kurz oder ausführlich)

Inseln im Alltag

In der Frühzeit der Menschheit hing das Überleben von einem wichtigen Mechanismus ab, der in Sekundenbruchteilen zwischen Flucht oder Kampf entschied. Nähert sich eine Gefahr oder wird sie akut, setzt eine Kettenreaktion im Organismus ein: Ausgelöst durch die Reizung bestimmter Hirnareale findet eine rasche Veränderung der Muskelspannung statt, Adrenalin wird freigesetzt und Herzschlagfrequenz und Blutdruck werden erhöht.
Auch heute noch reagieren wir auf alltägliche Bedrohungen oder Belastungen mit dem gleichen Reflex. Die moderne Lebens- und Arbeitsweise erlaubt uns jedoch nicht unbedingt, so zu reagieren, wie es vielleicht der Urmensch getan hat. Wir können – zumindest in den meisten Fällen – nicht vom Arbeitsplatz fliehen oder körperliche Attacken ausführen, um die aufgestaute Spannung zu entladen. Oftmals zeigt sich die Folge dieses unterdrückten »Flucht-oder-Kampf-Reflexes« in Stresssymptomen, Gereiztheit, Missstimmung, Müdigkeit, Panikattacken usw.

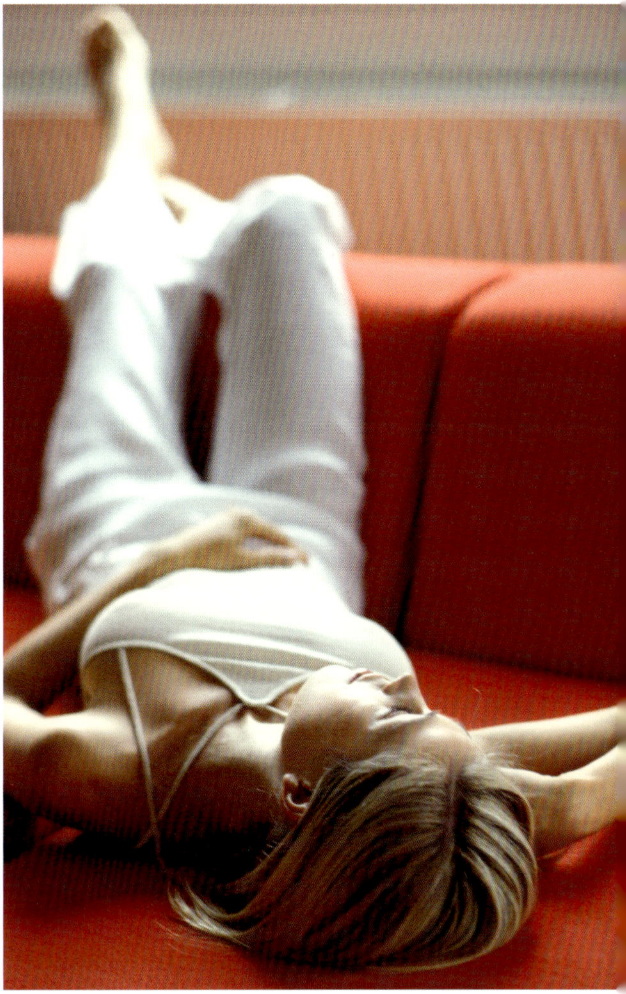

Kleine Inseln im Alltag schaffen Freiräume und fördern die Kreativität.

Wissenschaftliche Untersuchungen

In den sechziger Jahren des letzten Jahrhunderts erforschte der amerikanische Arzt Herbert Benson an der Harvard Medical School die Zusammenhänge zwischen psychischer Anspannung und der Steigerung des Blutdrucks. Bensons Interesse galt besonders mentalen Techniken, mit denen eine Veränderung organischer Vorgänge beim Menschen willentlich herbeigeführt werden kann.
In allen Kulturen, so seine Erkenntnis, sind Rituale bzw. Übungstechniken bekannt, die eine Reaktion im Organismus hervorrufen, die er »relaxation response« nannte. Eine Reaktion, die gekennzeichnet ist von einer

tiefen mentalen und körperlichen Entspannung. Benson fand heraus, dass es zwei wesentliche Elemente sind, die zu einer vertieften Entspannung führen:

- kontrollierte Tiefenatmung und
- Fokussierung der Gedanken durch die permanente Wiederholung eines Worts, einer Phrase oder eines Tons.

Hinzu kommt bei den meisten der untersuchten Techniken eine bewusste Änderung der Körperhaltung.

In Verbindung mit gezielten körperlichen Übungen kann dieser Effekt noch gesteigert werden.
Mit den Übungen, die im Folgenden vorgestellt werden, haben Sie eine wunderbare Möglichkeit, Ihr System der »relaxation response« kontinuierlich auf- und auszubauen.

Versuchen Sie gerade im Alltag, sich kleine Inseln zu erobern, Inseln auf die Sie sich zurückziehen, um Ihre »Batterien« wieder aufzuladen.

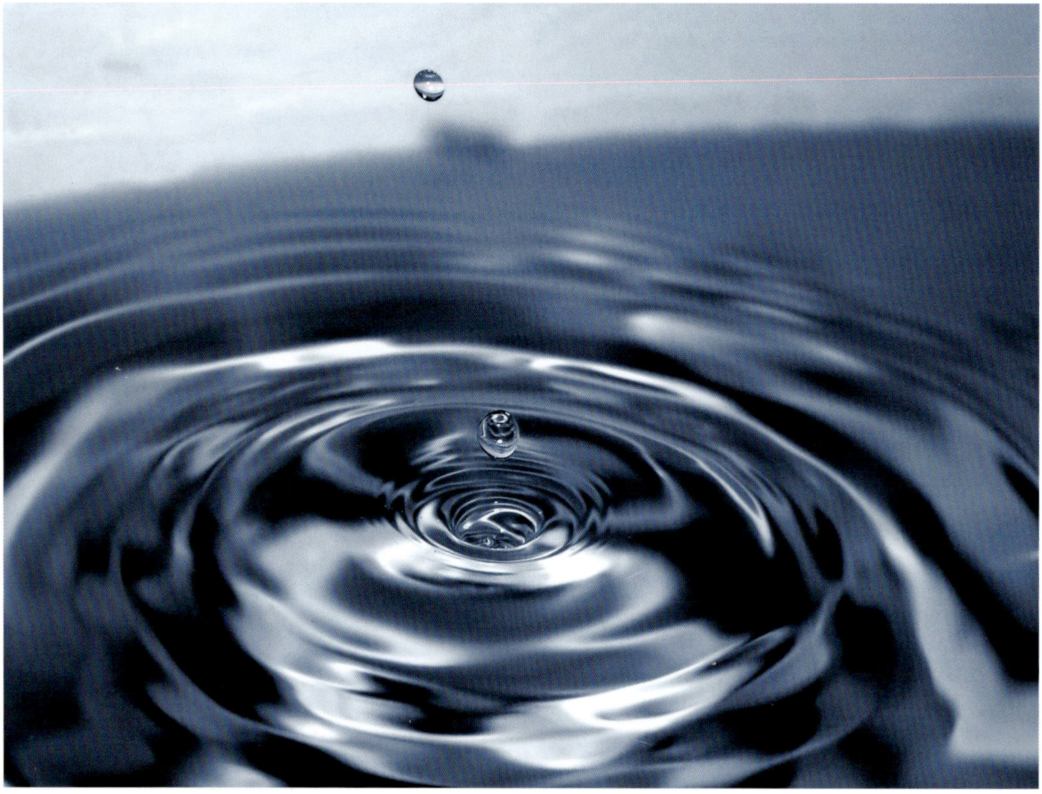

Ein kleiner Impuls kann eine große Wirkung nach sich ziehen.

Zur Ruhe kommen

»Wer das Ziel kennt, kann entscheiden; wer entscheidet, findet Ruhe; wer Ruhe findet, ist sicher; wer sicher ist, kann überlegen; wer überlegt, kann verbessern.« (Konfuzius)

Sitzen in Ruhe

Nehmen Sie einen Stuhl oder Hocker, auf dem Sie bequem sitzen können. Die Sitzgelegenheit sollte so gewählt werden, dass Ihre Oberschenkel möglichst parallel zum Boden ausgerichtet sind. Platzieren Sie Ihren Po nahe an der Stuhlkante und stellen Sie Ihre Füße schulterbreit nach vorne. Ihre Unterschenkel stehen im rechten Winkel zu den Oberschenkeln und zum Boden. Ihre Fußinnenkanten stehen parallel zueinander. Legen Sie Ihre Handflächen auf Ihre Oberschenkel, die Fingerspitzen berühren dabei den oberen Rand Ihrer Kniescheiben.

1 **Für die Körperhaltung im Sitzen gilt das Gleiche wie für das Üben im Stehen: Eine korrekte Haltung wirkt sich positiv auf die Entspannung aus.**

2 **Bai Hui und Hui Yin stehen auch hier in einer Linie übereinander. Sind die Augen leicht geöffnet, schweift der Geist nicht so leicht ab.**

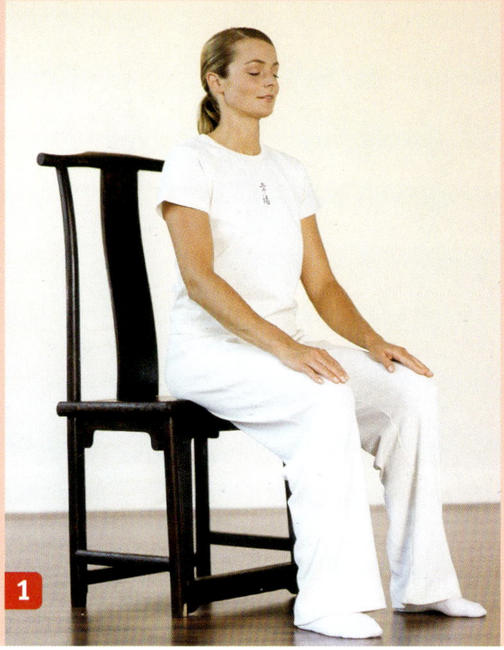

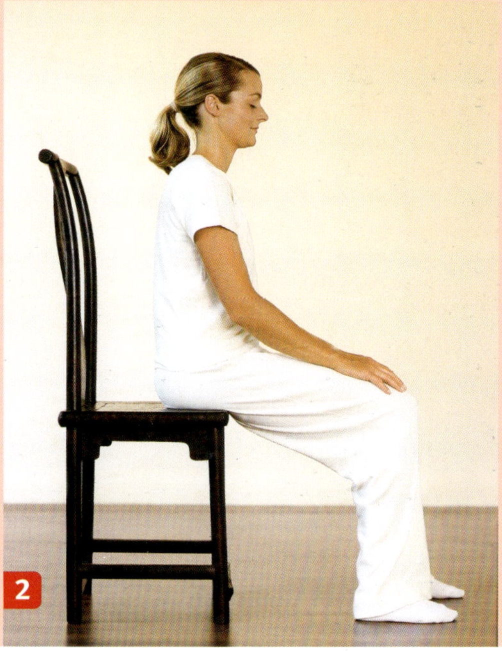

Mein Rat

Das Schaukeln des Beckens ist geeignet, eine angenehme Haltung der Wirbelsäule zu finden, und kann helfen, Verspannungen im unteren Wirbelsäulenbereich zu lösen.

Um im Sitzen die geeignete Haltung zu finden, die ein Ermüden des Rückens möglichst verhindert, probieren Sie Folgendes:

- Lassen Sie Ihr Becken langsam nach hinten kippen, bis Ihr Rücken rund wird und Sie die sogenannte Droschkenkutscher-Haltung einnehmen. Richten Sie nun Ihr Becken langsam wieder auf. Spüren Sie, wie Ihr Rücken sich vom Kreuzbein angefangen über die Lendenwirbelsäule, die Brust- und die Halswirbelsäule aufrichtet?
- Verstärken Sie nun diese Position etwas, indem Sie ein Hohlkreuz machen, und lassen Sie in der Folge Ihr Becken wieder nach hinten kippen. Wiederholen Sie dieses Schaukeln des Beckens einige Male, bis Sie spüren, dass es auf halbem Weg zwischen »Droschkenkutscher« und Hohlkreuz eine Stellung gibt, die es ermöglicht den Rücken mühelos, auch über längere Zeit, in der Lotrechten zu halten.
- Haben Sie eine geeignete Haltung gefunden, gehen Sie mit Ihrer Aufmerksamkeit etwas weiter nach oben, zur Brustwirbelsäule. Lassen Sie Ihre Schultern ganz leicht nach vorne sinken; gerade so viel, dass Sie spüren, wie sich Ihr Brustkorb entspannt und der Rücken sich auf Höhe der Schulterblätter »öffnet«. Nehmen Sie Ihr Kinn etwas zurück und stellen Sie sich vor, dass Ihr Kopf wie ein Ballon nach oben schwebt. Dies streckt sanft Ihre Halswirbelsäule.

Im Sitzen und im Liegen

Egal ob Sie nun in liegender oder in sitzender Position üben, die weiteren Punkte sind in beiden Fällen gleichermaßen zu beachten.

- Schließen Sie Ihre Augen, falls noch nicht geschehen, und schauen Sie mit geschlossenen Lidern 3 bis 5 Meter in Verlängerung Ihrer Nasenspitze Richtung Boden. Im Liegen halten Sie Ihren Blick nicht gerade nach oben, sondern versuchen, die Augen ein klein wenig tiefer, etwas unterhalb des Blickhorizonts, zu halten.
- Legen Sie Ihre Zungenspitze ohne Druck an den harten Gaumen. Die Zungenspitze verbindet nicht nur zwei wichtige Meridiane (Du Mai und Ren Mai) miteinander, sodass der Durchfluss des Qi in diesen Leitbahnen gewährleistet ist, das Anlegen an den Gaumen beruhigt auch unser Denken.
- Entspannen Sie Ihre Schläfen, die Stirn und den Bereich zwischen den Augenbrauen. Legen Sie Ober- und Unterkiefer nur leicht aufeinander. Achten Sie darauf, Ihre Kiefergelenke locker zu halten.
- Atmen Sie an dieser Stelle tief durch die Nase ein, heben Sie Ihre Schultern so weit wie möglich an und lassen Sie mit einem befreienden Stoßseufzer Ihre Schultern fallen. Wiederholen Sie das Fallenlassen der Schultern noch 2-mal, dann geht es weiter in die Entspannung hinein.

Liegen in Ruhe

- Legen Sie sich auf eine nicht zu harte Unterlage, Beine und Arme sind lang ausgestreckt, die Füße schulterbreit voneinander entfernt.
- Legen Sie Ihre Arme etwas weiter nach außen, sodass Sie ohne Mühe Ihre Handflächen nach oben drehen können.

Zwei kleine Tipps

- Sie können bei Bedarf Ihren Nacken, Ihre Knie oder Ihre Füße mit einem Kissen oder einem zusammengefalteten Handtuch etwas unterstützen.

Wichtig: Voraussetzung für das weitere Üben ist eine angenehme Lage, die Sie über längere Zeit unverändert beibehalten können.

- Ist es Ihnen unangenehm, die Arme zu den Seiten auszustrecken, dürfen Sie Ihre Hände selbstverständlich auch auf Ihren Unterbauch legen. Dabei berühren sich die Mittelfingerspitzen leicht auf Höhe des Nabels.

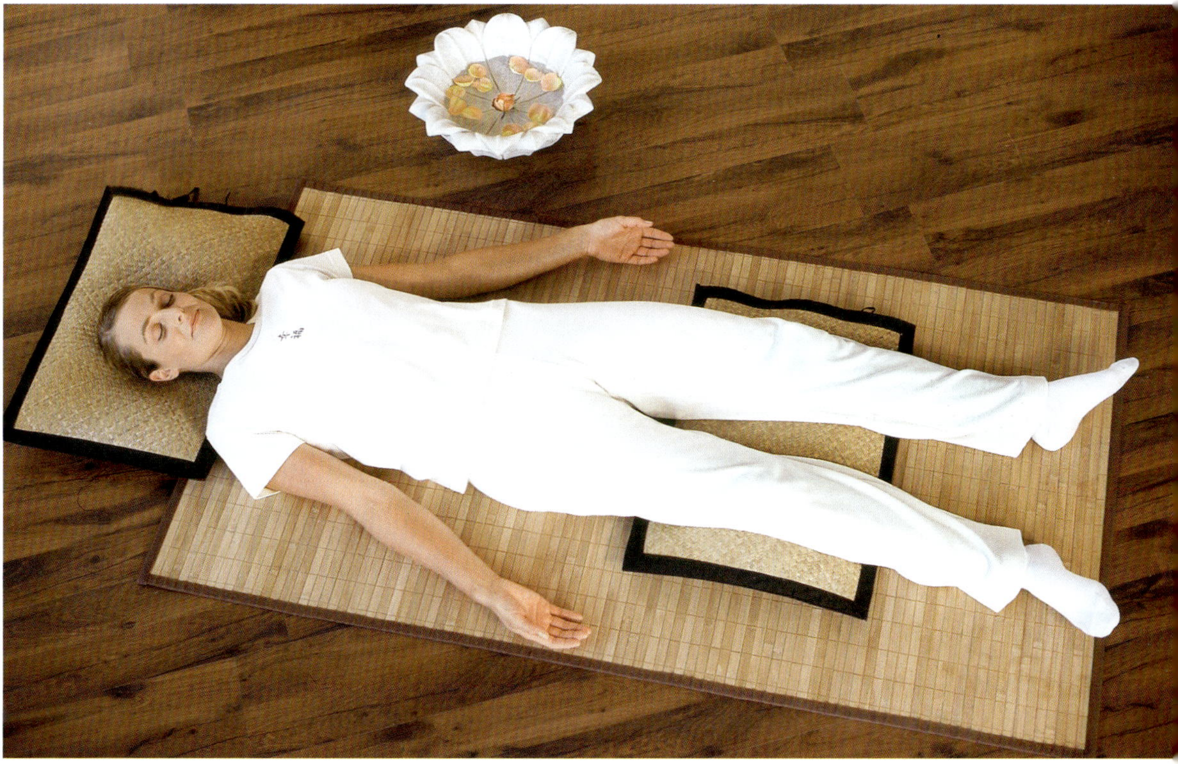

Unterstützen Sie Kopf, Nacken und Knie, um eine angenehme Lage zu finden. Decken Sie sich bei Bedarf zu, damit Sie nicht auskühlen.

Atem ist Leben

»Richtig« atmen

So viele Formen der Atmung gibt es: normale Atmung, Bauchatmung, Tiefenatmung, paradoxe Atmung, Embryonalatmung.

Was muss man denn aber nun bei der Atmung beachten? Wie atmet man überhaupt richtig? Zwei immer wieder gestellte Fragen, auf die es eine einfache Antwort gibt: Zu Beginn muss man nichts beachten. Wichtig ist, dass man lernt, ruhig, gleichmäßig und vor allem natürlich zu atmen. Ruhig, gleichmäßig und natürlich atmen – das klingt so simpel und ist doch ziemlich schwierig.

Der Weg zu einer ausgeglichenen und tiefen Atmung während des Übens führt, wie Sie sich vielleicht schon denken können, über die korrekte Grundhaltung. Sind die Schultern frei und der Brustkorb entspannt, gelingt es fast von alleine, die ideale Atmung zu erreichen. Eine tiefe Bauchatmung kann sich auf diese Weise ebenfalls wie von alleine einstellen.

Nur kein Stress!

Versuchen Sie, gerade zu Beginn, sich nicht unnötig zu fordern. Gehen Sie die Sache locker an, im wahrsten Sinne des Wortes. Versuchen Sie, Ihre Körperhaltung zu optimieren und die dargestellten Übungen so genau wie möglich auszuführen. Wenn Sie in der Lage sind, Ihre Übungen leicht und ohne viel nachzudenken auszuführen, wird sich die Atmung den Bewegungen anpassen. Umgekehrt werden sich nach einer Weile Ihre Bewegungen der Atmung anpassen. Diese gegenseitige Beeinflussung von Atmung und Bewegung führt zu einer tiefen, wohltuenden körperlichen und geistigen Entspannung.

Atmen Sie bei den vorgestellten Übungen durch die Nase ein und, wenn es nicht anders vermerkt ist, durch den leicht geöffneten Mund aus. Eine Ausatmung durch den Mund fördert die Entspannung und den Ausstoß von verbrauchtem Qi. Sie können aber auch durch Nase und Mund gleichermaßen ein- und ausatmen, wenn dies Ihrem Wohlbefinden zuträglich sein sollte.

Wenn Sie merken, dass Ihnen das Atmen schwer fällt, ziehen Sie Ihre Schultern zu den Ohren hoch, atmen Sie dabei tief durch die Nase ein und lassen Sie mit einem Seufzer Ihre Schultern fallen. Wiederholen Sie diese kleine Übung 3-mal.

Mein Rat

Das Verständnis, wie Atmung und Bewegung im Qi Gong zusammenhängen, entwickelt sich über das Tun. Versuchen Sie, nicht allzu viel darüber nachzudenken, ob Sie auch alles richtig machen. Folgen Sie den Anweisungen, doch vertrauen Sie in erster Linie Ihrem Körper. Er lässt Sie spüren, wann Sie etwas falsch gemacht haben.

Aspekte einer ausgewogenen Atmung

Fünf wichtige Punkte ermöglichen eine ausgewogene Atmung. Der Atem fließt ...

- ... sanft; dabei ist er durchgängig wie Wasser, das jeden Widerstand mühelos umfließt.

- ... dünn (wie Seide). Bei der Herstellung von Seide wurden früher die Seidenfäden von Hand aus den Kokons gezogen. War der Zug zu stark, riss der Faden, war er zu leicht, verfingen sich die Fäden. Die richtige Spannung, auch beim Atmen, zu halten ist keine Frage der Muskelkraft, sondern erfordert ein hohes Maß an Sensibilität und eine konstante angenehme Grundspannung.

- ... gleichmäßig. Ein- und Ausatmen sind aufeinander abgestimmt. Dabei gibt es keine Schwankungen.

- ... lang. Stimmen Ihre äußere und innere Haltung und sind Sie mit den Übungen vertraut, können Sie die Atmung zeitlich ausdehnen. 2 bis 4 Atemzüge pro Minute sind auf diese Weise problemlos möglich.

- ... tief. Mit Tiefe ist das Volumen gemeint, also wie viel Sauerstoff man aufnehmen kann. Ist das Zwerchfell durchlässig, der Bauch entspannt und die Schultern locker, gelingt es mühelos, tiefer und mit mehr Volumen zu atmen.

Alle fünf Aspekte bedingen sich und hängen voneinander ab. Man kann nicht tief atmen, wenn man nicht in der Lage ist, den Atem weich fließen zu lassen. Zeitliche Länge kann nicht erreicht werden, wenn man es nicht schafft, tief zu atmen usw.

Erzwingen Sie nichts

All dies lässt sich ohne Natürlichkeit in der Atmung kaum erreichen. Eine gesunde Atmung lässt sich nicht erzwingen. Deshalb bringt es keinen Fortschritt, eine weiche, dünne, gleichmäßige, lange und tiefe Atmung mit Übereifer erreichen zu wollen. Müht man sich zu sehr, können Kurzatmigkeit, Schwindel und Kopfschmerzen die unangenehmen Folgen sein.
Für das Üben des Qi Gong ist es gerade zu Beginn unerlässlich, dass Sie auch Atmungsanweisungen, die Sie vielleicht aus dem autogenen Training oder von anderen Übungsmethoden kennen, vergessen und sich auf eine natürliche und zwanglose Atmung einstellen.
Deshalb: Lassen Sie sich Zeit. Freuen Sie sich über jeden noch so kleinen Fortschritt, lassen Sie Ihre Fähigkeiten und Möglichkeiten langsam wachsen, sodass sie sich auf ganz natürliche Weise entfalten.

Wie das Getreide nicht zum Wachsen gebracht wird, indem man an seinen Halmen zieht, so können auch Geist und Körper nicht durch Übereifer und Zwang zur Entfaltung gebracht werden.

Wie kann ich die Bauchatmung üben?

Sie können Ihre Bauchatmung auch aktiv trainieren. Eine tiefe, ausgewogene Atmung ist möglich, wenn das Zwerchfell, das Brust- und Bauchraum voneinander trennt und sich wie eine Kuppel über die Verdauungsorgane wölbt, beweglich ist.

1 Durch eine vertiefte Atmung wölbt sich die Bauchdecke beim Einatmen nach außen und senkt sich beim Ausatmen wieder. Diese Wölbung der Bauchdecke entsteht durch das Absenken des Zwerchfells infolge der Ausdehnung der Lunge beim Einatmen. Es kann bei korrekter Tiefenatmung der Eindruck entstehen, man atme tatsächlich bis in den Bauchraum hinein.

Einfache Atemübung

Die Beweglichkeit des Zwerchfells können Sie mit einer recht einfachen Maßnahme unterstützen. Führen Sie diese Übung vor dem Einschlafen im Bett durch, da sie eine sehr beruhigende Wirkung hat.

Legen Sie sich auf den Rücken und ziehen Sie Ihre Füße etwas in Richtung Po. Mit angewinkelten Beinen versuchen Sie nun, Ihre Lendenwirbelsäule etwas zu strecken bzw. Ihr Becken so zu rollen, dass die untere Wirbelsäule annähernd die Unterlage berührt. Spannen Sie Po- und Bauchmuskulatur dabei nicht an. Bewegen Sie Ihr Kinn leicht in Richtung Brustbein, ohne den Kopf zu heben, so ist die Halswirbelsäule gestreckt.

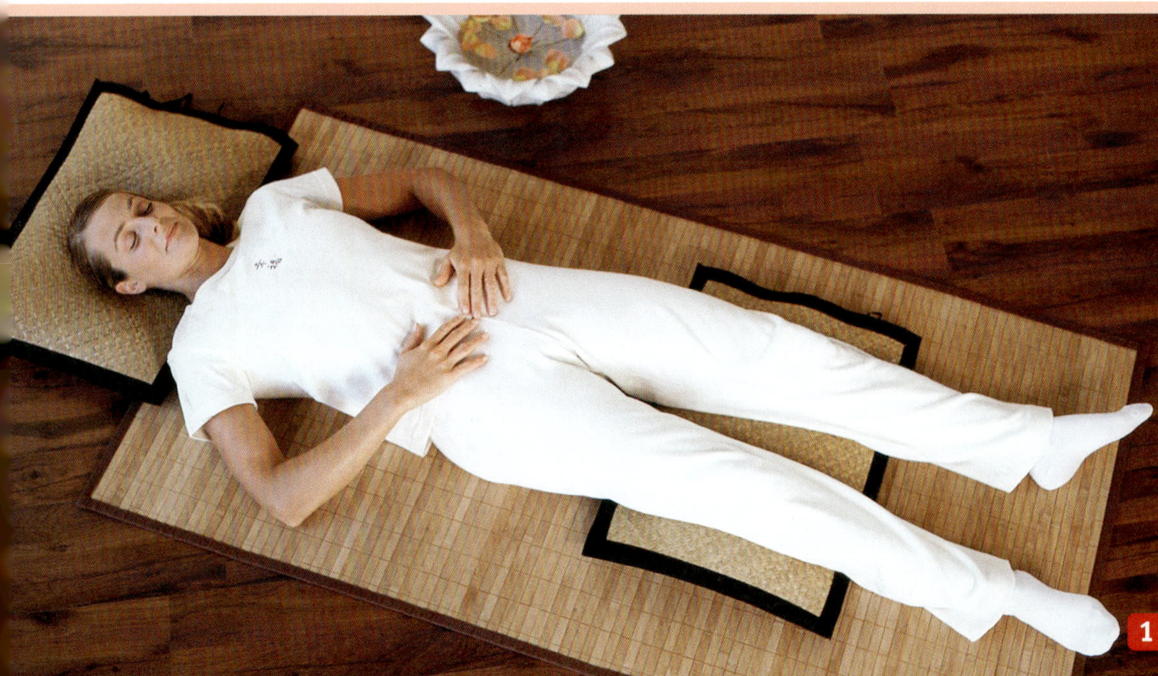

Phase 1

2 Legen Sie Ihre Hände auf den Unterbauch. Im ausgeatmeten Zustand berühren sich die Spitzen Ihrer Mittelfinger leicht.

3 Atmen Sie durch die Nase ein und versuchen Sie, sich vorzustellen, wie Ihr Atem bis tief in den Unterbauch strömt, dabei die Bauchdecke hebt und Ihr Unterbauch sich ausdehnt und wölbt.

Je mehr Ihr Bauch sich ausdehnt, desto mehr rücken die Mittelfingerspitzen voneinander ab. Spüren Sie die Fülle im Bauchraum?

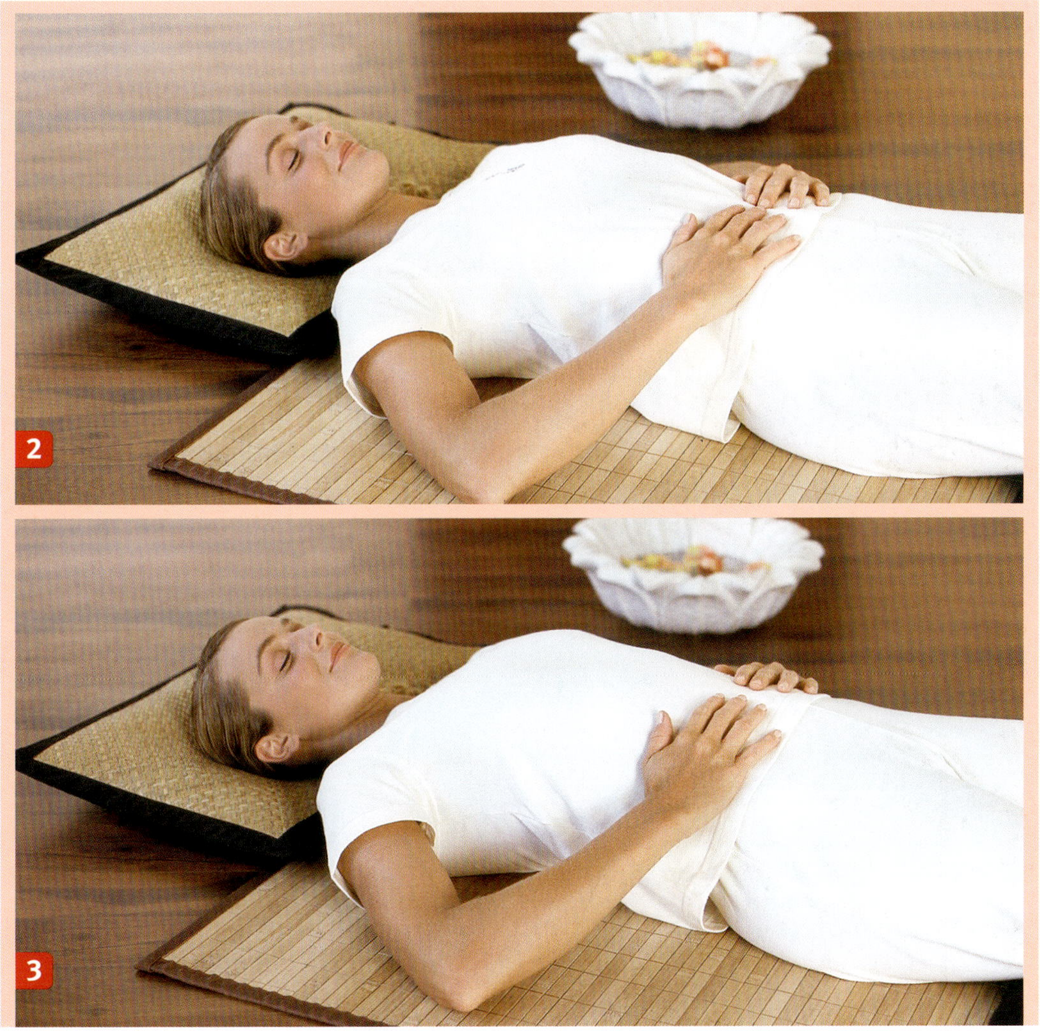

1 In der Vorstellung »fließt« der Atem in den Unterbauch. Bauch und Zwerchfellregion dehnen sich aus.

2 Nach und nach dehnt sich der ganze Bauch- und Brustraum aus. Lassen Sie das auf mühelose und natürliche Weise geschehen.

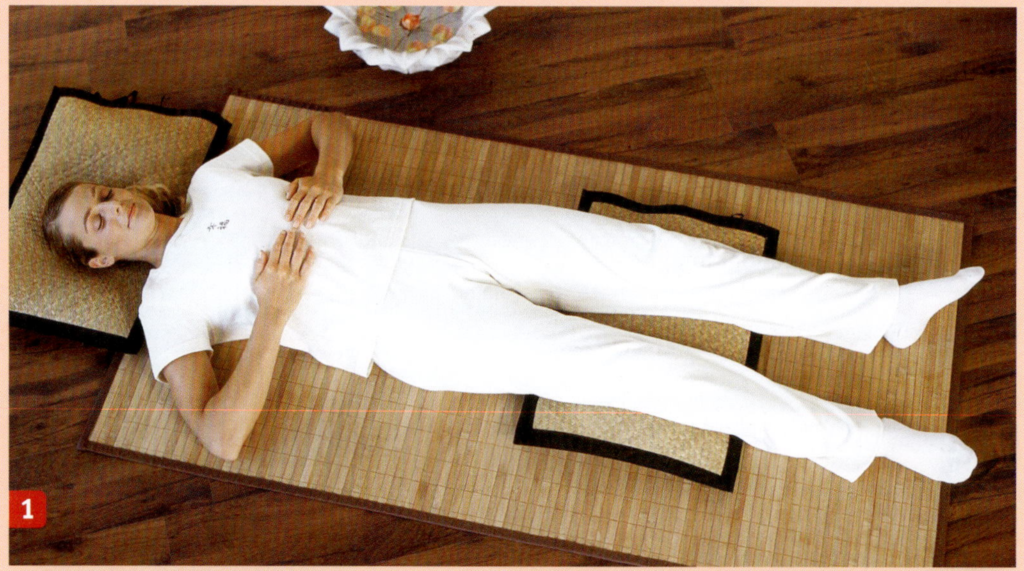

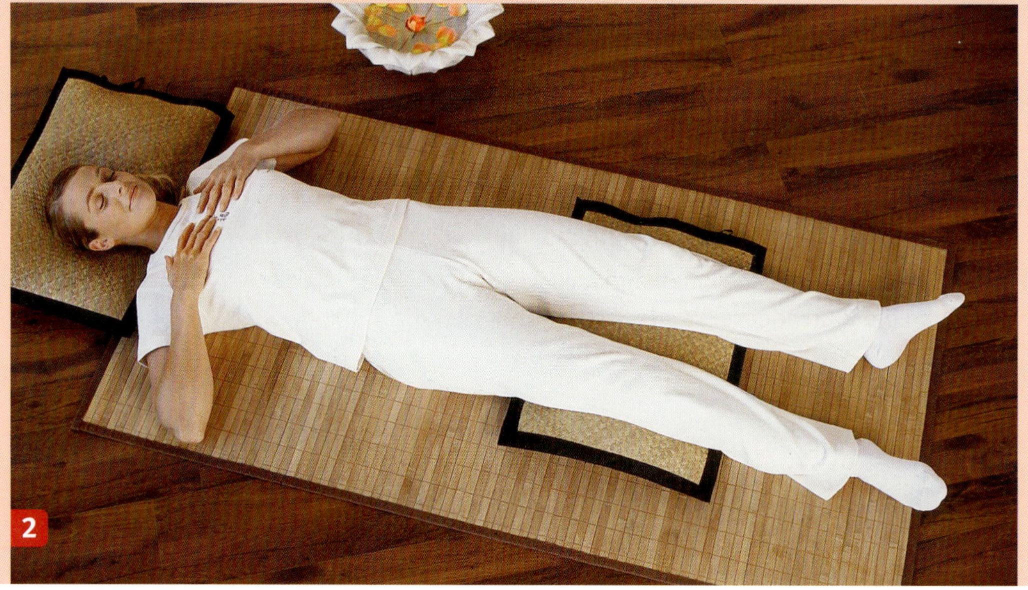

Lassen Sie nun Ihren Atem wieder ausströmen. Helfen Sie zum Schluss etwas nach, indem Sie mit leichter Anspannung Ihre Bauchdecke etwas nach innen ziehen.

Dann lassen Sie los. Können Sie spüren, wie Ihre Bauchdecke sich entspannt und der Atem fast von alleine einströmt – gewissermaßen in die Lunge hineingesogen wird?

Beim Ausatmen nähern sich die Mittelfingerspitzen erneut einander an.

Phase 2

Üben Sie dieses Heben und Senken der Bauchdecke einige Male, bevor Sie zur nächsten Phase übergehen:

1 Legen Sie Ihre Hände dieses Mal auf den unteren Brustkorb. Die kleinen Finger berühren dabei den Rand der unteren Rippen. Wieder berühren sich die Mittelfingerspitzen.

Atmen Sie ein und spüren Sie, wie sich zuerst der Bauchraum und dann der untere Brustkorb ausdehnen. Beim Ausatmen sinken zuerst die Rippen nach innen und anschließend die Bauchdecke. Wieder helfen Sie etwas nach: Drücken Sie mit sanfter Kraft Ihren Brustkorb etwas zusammen, ziehen Sie Ihre Bauchdecke ein und lösen Sie langsam diesen Druck. Ihre Lunge füllt sich mit Luft.

Üben Sie diese Phase einige Male.

Phase 3

2 In der dritten Phase liegen Ihre Hände schließlich auf dem oberen Brustkorb, unterhalb der Schlüsselbeine. Wie zuvor berühren sich die Mittelfingerspitzen in ausgeatmetem Zustand.

Atmen Sie wieder ein und spüren Sie, wie sich Ihr Bauchraum, Ihr unterer Brustkorb und in der Folge Ihr oberer Brustkorb mit Atemluft füllen.

Nehmen Sie wahr, wie die Mittelfingerspitzen bei der Ausdehnung des oberen Brustkorbs voneinander abrücken.

Beim Ausatmen sinken zuerst der obere, dann der untere Brustkorb und zuletzt die Bauchdecke nach innen. Unterstützen Sie das Ausatmen wieder durch sanften Druck. Lassen Sie am Ende des Ausatmens los und Sauerstoff strömt, fast von alleine, in Ihre Lunge.

Die drei Phasen verbinden

Legen Sie, nachdem Sie auch die dritte Phase mehrmals wiederholt haben, abschließend die Arme neben Ihren Körper und versuchen Sie, ohne Zuhilfenahme der Hände, die drei Stufen während des Ein- und Ausatmens zu spüren:

- Einatmen in Bauch, unteren Brustkorb, oberen Brustkorb.
- Ausatmen aus oberem Brustkorb, unterem Brustkorb, Bauch.

Mein Rat

Versuchen Sie bitte nicht, die Lunge immer zu 100 Prozent zu füllen. Atmen Sie so tief ein, dass die Lunge zu ca. 80 Prozent gefüllt wird. Dadurch ist eine angenehme, natürliche und gleichmäßig tiefe Atmung gegeben. Nur hin und wieder können Sie einmal bis hoch in die Lungenspitzen atmen. Doch das sollte eher die Ausnahme sein, denn eine zu intensive und zu starke Atmung kann sich bisweilen unangenehm bemerkbar machen.

Je leichter Ihnen diese Bewegung fällt, desto eher können Sie die Tiefenatmung zu einer ständigen Gewohnheit machen. Sie werden spüren, wie wohltuend eine vertiefte Atmung ist. Durch die Kräftigung Ihres Lungen-Qi wirken Sie zudem positiv auf Ihre Abwehrkräfte ein.

Den Rücken öffnen

Haben Sie sich an die Tiefenatmung gewöhnt, können Sie versuchen, Ihre Atembewegung nicht nur nach vorne, also im vorderen Brustkorb wahrzunehmen, sondern auch, wie der hintere Teil des Brustkorbs sich beim Ein- und Ausatmen ausdehnt.

Durch die bewusste Wahrnehmung des erhöhten Atemdrucks im Rückenbereich werden die Nieren und damit auch das Nieren-Qi angeregt und der Rücken »öffnet« sich.

Die paradoxe Bauchatmung

Mit fortschreitendem Üben können Sie die Beweglichkeit des Zwerchfells steigern und das Qi stärker anregen, indem Sie hin und wieder die sogenannte paradoxe oder entgegengesetzte Bauchatmung üben.

- Hierbei wird beim Ausatmen die Bauchdecke gewölbt, der Bauch also herausgedrückt, und beim Einatmen die Bauchdecke nach innen gezogen.

Es gehört schon einige Übung dazu, diese Form der Atmung mit Leichtigkeit und ohne Anspannung durchzuführen. Gehen Sie deshalb behutsam und ohne zu großen Anspruch an die entgegengesetzte Bauchatmung heran. Wenn sie einmal gelingt, werden Sie schnell spüren, wie anregend und erfrischend sie sein kann.

Bei der entgegengesetzten Bauchatmung gilt, was Sie auch schon über die natürliche Atmung gelesen haben. Mischen Sie nicht die verschiedenen Formen der Atemübungen. Bleiben Sie für längere Zeit bei einer Methode, bis Sie sie sicher und mühelos ausführen können. Erst dann gehen Sie zur nächsten Übung über.

Unabhängig von der von Ihnen gewählten (Atem-)Übung gilt:
- Kommen Sie zuerst zur Ruhe.
- Gehen Sie mit Ihrer Aufmerksamkeit zum unteren Dan Tian.
- Und beginnen Sie dann mit der natürlichen Atmung.

Entspannt sein – jung bleiben

Mentale Anspannung schlägt sich vor allem im Gesicht nieder: eine gekräuselte Stirn, eine steile Längsfalte zwischen den Augenbrauen, heruntergezogene Mundwinkel. In einer solchen Verfassung möchte man am liebsten nicht angesprochen werden. Es ist fast unmöglich, in dieser Stimmung freundlich auf seine Mitmenschen zu reagieren ...

Lachen macht bekanntlich gesund

Dass an einer ernsten Miene mehr Gesichtsmuskeln beteiligt sein sollen als an einem Lächeln, ist eine Behauptung, die sich nicht halten lässt. Doch weiß man, dass bei einer gelösten Grundstimmung und einem herzhaften Lachen oder auch bereits bei einem anhaltenden Lächeln Endorphine, also »Glückshormone«, freigesetzt werden. Ein 20 Sekunden langes herzhaftes Lachen kommt Forschungsergebnissen der Stanford University/Kalifornien zufolge dem Trainingseffekt eines fünf Minuten langen Rudertrainings gleich. Und auch in der Krebsforschung ist der gesundheitsfördernde Einfluss des Lachens bekannt: Eine Minute Lachen kann einen ähnlichen Effekt wie 45 Minuten Entspannungstraining haben. Es ist also nicht nur das Gesicht, das zeigt, wie wir uns fühlen. Durch ein Lächeln werden die Muskulatur, Ihre Organe, die Haut positiv beeinflusst und dies wiederum zeigt sich in Ihrer Haltung und Körperspannung.

Üben Sie doch einmal vor dem Spiegel den Wechsel von einer missmutigen Miene zu einem Lächeln und spüren Sie, wie sich die Spannung nicht nur in Ihrem Gesicht, sondern unter anderem auch in Ihren Schultern, Ihrer Bauchmuskulatur und in Ihrer Atmung verändert. Entscheiden Sie selbst, welcher dieser Zustände Ihnen angenehmer ist.

Das Innere Lächeln sollte unbedingt zu Ihrem ständigen Begleiter werden.

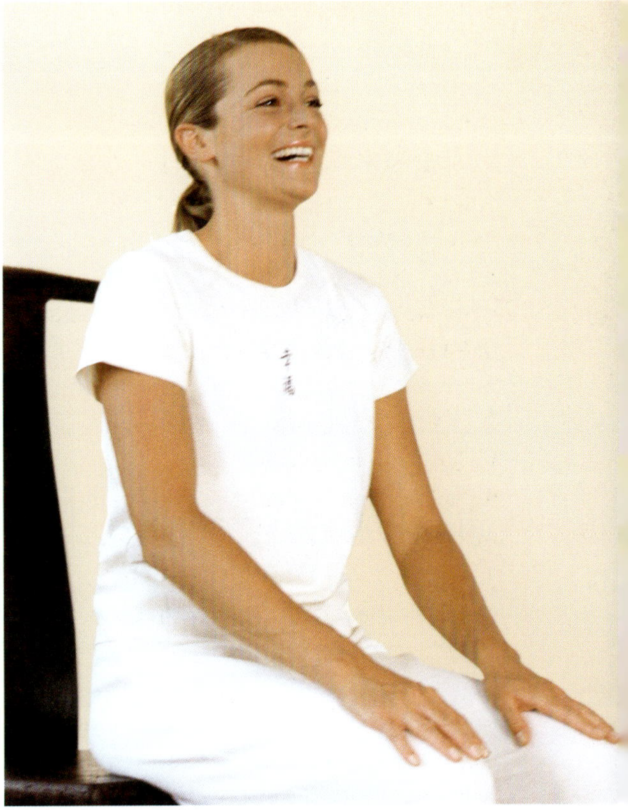

Eine Minute Lachen kann einen ähnlichen Effekt wie 45 Minuten Entspannungstraining haben.

Das Innere Lächeln

Nehmen Sie eine für Sie angenehme Position ein; bevorzugen Sie entweder die Rückenlage oder das Sitzen auf einem Hocker oder Stuhl. In diesen beiden Varianten gelingt es am einfachsten, sich in eine tiefe Entspannung zu begeben. Widmen Sie sich nun ganz dem Inneren Lächeln.

Das Innere Lächeln üben

Lassen Sie ein leichtes Lächeln um Ihren Mund spielen, gerade so, als sei Ihnen etwas sehr Angenehmes widerfahren oder als würden Sie sich an etwas Schönes erinnern. Sollte es Ihnen schwer fallen zu lächeln, können Sie Ihre Vorstellung zu Hilfe nehmen: Denken Sie an eine schöne Landschaft, einen Sonnenaufgang oder -untergang, an ein geliebtes Wesen ... Wichtig ist, dass das, was Sie sich vorstellen, mit einer zufriedenen, positiven Stimmung verbunden ist. Begeben Sie sich ganz in diese Stimmung und spüren Sie, wie sich die Zufriedenheit in Ihrem Lächeln ausdrückt. Das Lächeln muss nicht für andere sichtbar sein, es reicht, wenn Sie es spüren können. Halten Sie dieses Lächeln und lassen Sie es nach und nach zu Ihren Augen aufsteigen. Spüren Sie, wie das Lächeln in Ihre Augen fließt, sie ausfüllt – bis auch Ihre Augen »lächeln«. Lächeln Sie sich selbst zu und genießen Sie für einige Minuten diese friedliche, heitere Stimmung.

Während Sie das Innere Lächeln üben, lassen Sie Ihren Atem ruhig und gleichmäßig fließen.

Beginnen Sie mit 2 bis 3 Minuten des Übens, versuchen Sie im Laufe der Zeit die Übung auf 15, besser noch auf 20 oder sogar 30 Minuten auszudehnen.

Beenden Sie das Innere Lächeln, indem Sie Ihre Aufmerksamkeit

- zuerst wieder zum Mund zurückführen,
- anschließend nach außen lenken und alle Umgebungsgeräusche bewusst wahrnehmen,
- abschließend 1-mal tief durch die Nase einatmen und durch den Mund ausatmen, wobei Sie Ihre Zungenspitze vom Gaumen lösen.
- Öffnen Sie Ihre Augen und werden Sie vollständig wach.

Bewahren Sie sich die Stimmung, die Sie während der Übung erfahren haben, widmen Sie sich dennoch wieder ganz den Dingen um Sie herum.

Mein Rat

Kombinieren Sie ein Lächeln mit den Übungen oder Ihrem Ausdauertraining, können Sie deren Effizienz steigern. Ein angenehmer Nebeneffekt, der sich z. B. beim Laufen bemerkbar macht: Das »Runners High«, dieser unter Läufern bekannte Glückszustand, wird schneller erreicht.

Was tun, wenn Gedanken und Gefühle auftauchen?

Bei meditativen Übungen kann es immer wieder einmal vorkommen, dass Erinnerungen oder Gefühle auftauchen, die unangenehm sein können. Andererseits kann sich auch ein sehr starkes Glücksgefühl einstellen. Ob angenehm oder unangenehm – lassen Sie sich von den Gefühlen und Bildern, die während der Übung auftauchen, nicht irritieren. Konzentrieren Sie sich weiterhin auf Ihr Lächeln, nehmen Sie bewusst wahr, wie Ihr Atem gleichmäßig ein- und ausströmt. Lassen Sie die temporären Erscheinungen vorübertreiben, ohne sich mit ihnen aufzuhalten. So wie sich Wolken an einem Berg sammeln, abregnen und sich nach und nach auflösen, so sollten sich auch Gedanken, Bilder und Empfindungen nach und nach wieder auflösen und verschwinden. Geschieht es doch einmal, dass eine Missempfindung Sie nicht loslässt, lenken Sie Ihre Aufmerksamkeit zu Ihren Fußsohlen und dort zu dem Punkt Yong Quan/Sprudelnde Quelle. Konzentrieren Sie für einen kurzen Moment Ihre Aufmerksamkeit an diesem Punkt und beenden Sie dann die Übung wie beschrieben.

Den Atem zählen

Wurde eben betont, dass die Atmung lediglich gleichmäßig und natürlich zu erfolgen habe, so widmen wir uns nun einer etwas differenzierteren Betrachtung. Sie können den positiven Effekt des Inneren Lächelns steigern, wenn Sie die Art und Weise, wie Sie atmen, geringfügig modifizieren. Jede der nun vorgestellten Techniken kann selbstverständlich auch separat geübt werden.

Viele Techniken des Qi Gong sind verbunden mit einer Rhythmisierung der Atmung. Ihre körperliche und mentale Verfassung lässt sich auf einfache Weise über die Atmung beeinflussen.

- Beginnen Sie, wie auf S. 56 beschrieben damit, sich in eine angenehme Position zu begeben. Üben Sie das Innere Lächeln.
- Atmen Sie langsam ein und zählen Sie, solange das Einatmen andauert, gleichmäßig von 1 bis 4. Spüren Sie, wie Ihre Bauchdecke sich ausdehnt.
- Kurz bevor das Einatmen in das Ausatmen übergeht, verlangsamen Sie den Atemfluss und halten schließlich für 2 Sekunden inne.
- Gleiten Sie anschließend langsam in die Ausatmung und lassen Sie Ihren Atem nach außen strömen. Zählen Sie beim Ausatmen gleichmäßig von 4 bis 1 zurück. Ziehen Sie beim Ausatmen die Bauchdecke etwas nach innen.
- Wie zuvor halten Sie am Punkt des Atemumschwungs für 2 Sekunden inne, dann atmen Sie wieder ein. Setzen Sie diese Atemweise fort.
- Beenden Sie die Übung wie beim Inneren Lächeln beschrieben.

Mein Rat

Sollte Ihnen die Bauchatmung schwer fallen, lassen Sie sich dennoch nicht entmutigen. Wenn sich die Bauchdecke nicht selbstständig hebt, helfen Sie zu Beginn etwas nach! Drücken Sie Ihren Bauch bewusst nach vorne und ziehen Sie ihn anschließend beim Ausatmen wieder ein.

Varianten des Atemzählens

- Sie können den Erholungs- und Entspannungseffekt steigern, indem Sie etwas länger ausatmen als einatmen. Zählen Sie beispielsweise von 1 bis 4 beim Einatmen und von 6 bis 1 beim Ausatmen.
- Ausgleichend wirkt gleich langes Ein- und Ausatmen.

Einige Hinweise für das Atemzählen

- Der kurze Stopp zwischen Ein- und Aus- und Aus- und Einatmung darf nicht mit Kraft geschehen.
- Verschließen Sie nicht Ihre Kehle, halten Sie lediglich für die Dauer von 2 Sekunden Ihren Atem an. Nicht mehr und auch nicht weniger.
- Atmen Sie nicht so tief ein, dass sich die Schultern dabei heben. Eine gesunde Atmung sollte leicht und angenehm sein.
- Füllen Sie Ihre Lunge nur zu ungefähr 80 Prozent.
- Lassen Sie sich bitte nicht davon verleiten, gleich zu Beginn alles auszuprobieren.

Üben Sie die beschriebene Technik, bis Sie diese ohne jede Anstrengung ausführen können. Erst dann sollten Sie den nächsten Schritt machen. Eine ungenaue und achtlose Ausführung kann Ihnen eher schaden als nützen.

- Bei bleibender Unsicherheit ist es ratsam, unter professioneller Anleitung zu üben.

Tiefer und tiefer

Beginnen Sie, wie oben beschrieben, damit, sich in eine angenehme Position zu begeben. Üben Sie das Innere Lächeln und zählen Sie Ihren Atem.

- Lassen Sie Ihr Lächeln wieder nach innen »leuchten«.
- Verbinden Sie beim nächsten Einatmen Lächeln und Atmung: Stellen Sie sich vor, dass Sie beim Einatmen ein weißes, klares Licht mit der Luft durch die Nase aufnehmen, und spüren Sie, wie es sich mit dem Lächeln verbindet.
- Führen Sie Licht und Lächeln langsam nach unten: Wie in einem hohlen Zylinder sinken beide tiefer und tiefer in Ihren Körper. Verfolgen Sie den Weg von der Nase durch die Kehle, die Brust, den Oberbauch bis hin zu Ihrem Unterbauch und dort zum Dan Tian. Wölben Sie Ihre Bauchdecke dabei etwas nach außen.
- Atmen Sie, im Dan Tian angekommen, aus und stellen Sie sich vor, wie sich beim Ausatmen Licht und Lächeln in Ihrem Körper verströmen. Sie fließen in beide Beine bis zu den Füßen, in den Rumpf bis zu den

Schultern und von dort in die Arme bis zu den Händen. Ziehen Sie Ihre Bauchdecke beim Ausatmen etwas ein.

- Lockern Sie die Bauchdecke, um erneut einzuatmen.
- Wiederholen Sie das Einatmen und Ausdehnen von Licht und Lächeln, solange Sie möchten.
- Beenden Sie die Übung wie beim Inneren Lächeln beschrieben.

Licht und Lächeln dehnen sich nur im Körper aus, der Kopf bleibt ausgespart.

Die vorgestellten Übungen können Sie gut in Ihren (Arbeits-)Alltag integrieren. Zu Beginn mag es ungewohnt sein, sich z. B. im Büro für 15 Minuten zu einer Atemübung oder einer Meditation zurückzuziehen. Dabei kennen wir so viele Routinesituationen: Wir nehmen, ohne nachzudenken, Brotzeit oder Mittagessen zu uns oder wir unterhalten uns mit Nachbarn oder Kollegen über Belangloses. Schieben Sie doch einmal eine kurze Qi-Gong-Pause ein. Nach wenigen Tagen wird diese »Atempause« zur angenehmen Gewohnheit.

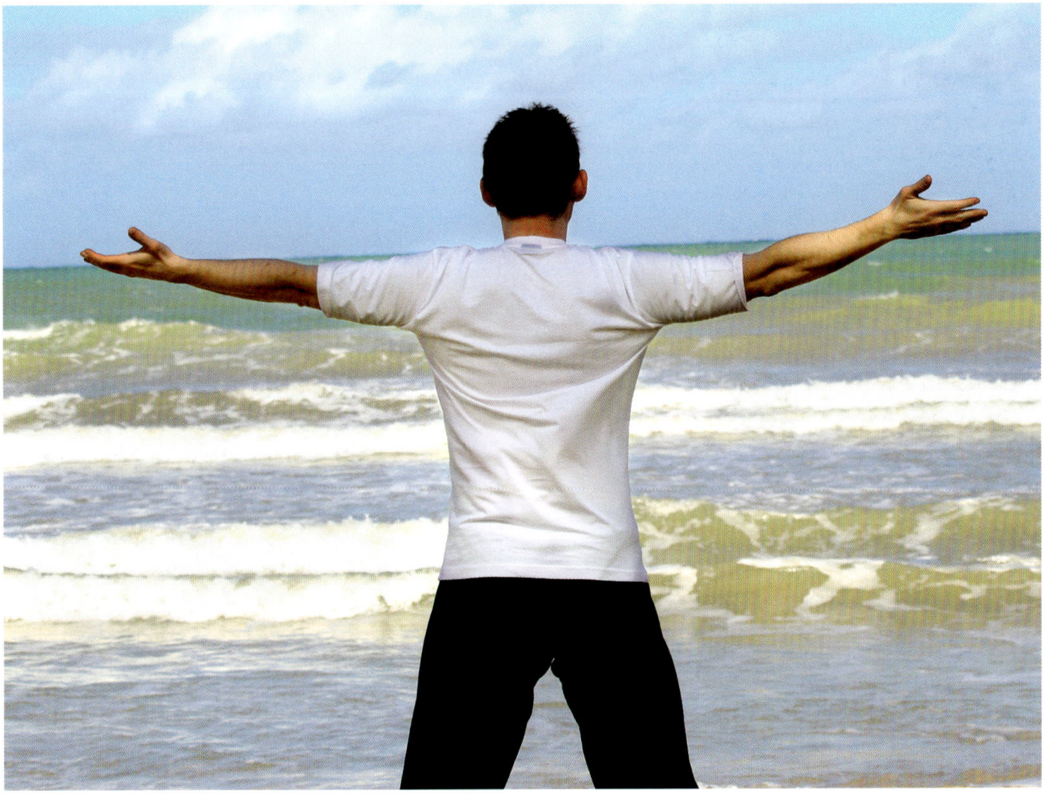

Der Atem verbindet uns mit der Welt – innen wie außen. Werden Sie sich dessen bewusst.

Fang Song Gong, Drei-Wege-Entspannung

Gehen Sie nun noch einen Schritt weiter: Bei der *Drei-Wege-Entspannung* lernen Sie, Ihren Körper von Kopf bis Fuß auf drei imaginären Linien zu entspannen. Eine halbe Stunde Zeit für den gesamten Durchlauf sollte man dabei investieren. Es spricht aber nichts dagegen, die Übungsdauer, wenn es die Situation nicht anders zulässt, etwas zu verkürzen.

Beginnen Sie wie immer damit, Ihre Atmung zu beruhigen, indem Sie sich in eine angenehme Position begeben, das Innere Lächeln üben und die Ein- und Ausatmung aufeinander abstimmen: Ein- und Ausatmung sind von gleicher Länge und werden durch eine kurze Pause ergänzt. Gelingt es Ihnen noch nicht ganz, die Atmung in ihrer Länge auszugleichen, zählen Sie wieder für einige Atemzüge (1–2–3–4, 4–3–2–1).

Erster Teil

Erster Weg

Die Linie der Entspannung verläuft zu beiden Seiten Ihres Körpers. Beginnen Sie am Kopf.

Wandern Sie mit Ihrer Aufmerksamkeit und Wahrnehmung langsam von oben nach unten und entspannen Sie nach und nach die Körperteile, die auf der beschriebenen Linie liegen:

- linke und rechte Kopfseite,
- die beiden Seiten des Nackens,
- die Schultern,
- beide Oberarme,
- beide Unterarme,
- beide Hände,
- die Finger.

Sind Sie bei Ihren Fingern angelangt, dann konzentrieren Sie sich 2 Minuten lang auf Ihre beiden Mittelfinger.
Atmen Sie ruhig und gleichmäßig ein und aus und versuchen Sie bei jedem Atemzug, zu spüren, wie sich der betreffende Teil Ihres Körpers nach und nach leichter und entspannter anfühlt.

Zweiter Weg

Die Linie der Entspannung verläuft entlang der Körpervorderseite. Beginnen Sie diesmal bei Ihrer Stirn.

Wandern Sie mit Ihrer Aufmerksamkeit und Wahrnehmung wieder langsam von oben nach unten und entspannen Sie nach und nach die Körperteile, die auf der beschriebenen Linie liegen:

- Gesicht,
- Hals,
- Brustkorb,
- Oberbauch,
- Unterbauch,
- Becken,
- Vorderseite beider Oberschenkel,
- beide Knie,
- Vorderseite beider Unterschenkel,

- die Mitte beider Füße,
- die Zehen.

Sind Sie bei Ihren Zehen angelangt, konzentrieren Sie sich 2 Minuten auf Ihre großen Zehen.

Dritter Weg
Die Linie der Entspannung verläuft über die Körperrückseite. Beginnen Sie wieder bei Ihrem Kopf.

Wandern Sie auch diesmal mit Ihrer Aufmerksamkeit und Wahrnehmung langsam von oben nach unten und entspannen Sie nach und nach die Körperteile, die auf der beschriebenen Linie liegen:

- Hinterkopf,
- Hals und Nacken,
- oberer Teil des Rückens,
- mittlerer Teil des Rückens,
- unterer Teil des Rückens,
- Becken und Po,
- Rückseite der Oberschenkel,
- Kniekehlen,
- Waden,
- Fersen und
- Fußsohlen.

Sind Sie bei Ihren Fußsohlen angelangt, konzentrieren Sie sich 5 Minuten lang auf den Punkt Sprudelnde Quelle.

Zweiter Teil
Im zweiten Teil dieser Übung wandern Sie erneut mit Ihrer Aufmerksamkeit und Wahrnehmung von Kopf bis Fuß, doch diesmal entspannen Sie größere Areale als im ersten Teil.

Entspannen Sie nach und nach
- Kopf,
- beide Arme,
- Brustkorb,
- Bauchregion,
- Becken und Po,
- beide Beine.

Verharren Sie bei jedem dieser Abschnitte für die Dauer von 6 Atemzügen und wiederholen Sie bei jedem Atemzug innerlich die Worte »wohlig entspannt«.

Wiederholen Sie den gesamten Ablauf der Übung 3-mal.

Mein Rat

Der Begriff *song* (sprich: ßung), der Teil des Namens dieser Übung ist, kann mit dem Wort »entspannt« übersetzt werden. Statt »wohlig entspannt« können Sie auch diesen Ausdruck verwenden. Aber auch jedes andere Wort, mit dem Sie Entspannung und Ruhe assoziieren, ist geeignet, die Wirkung der Übung zu unterstützen. Der Klang des Wortes *song* verstärkt durch seinen dunklen Vokal die Tiefe der Entspannung. Wählen Sie also bei Bedarf immer Begriffe, die für Sie angenehm und beruhigend klingen.

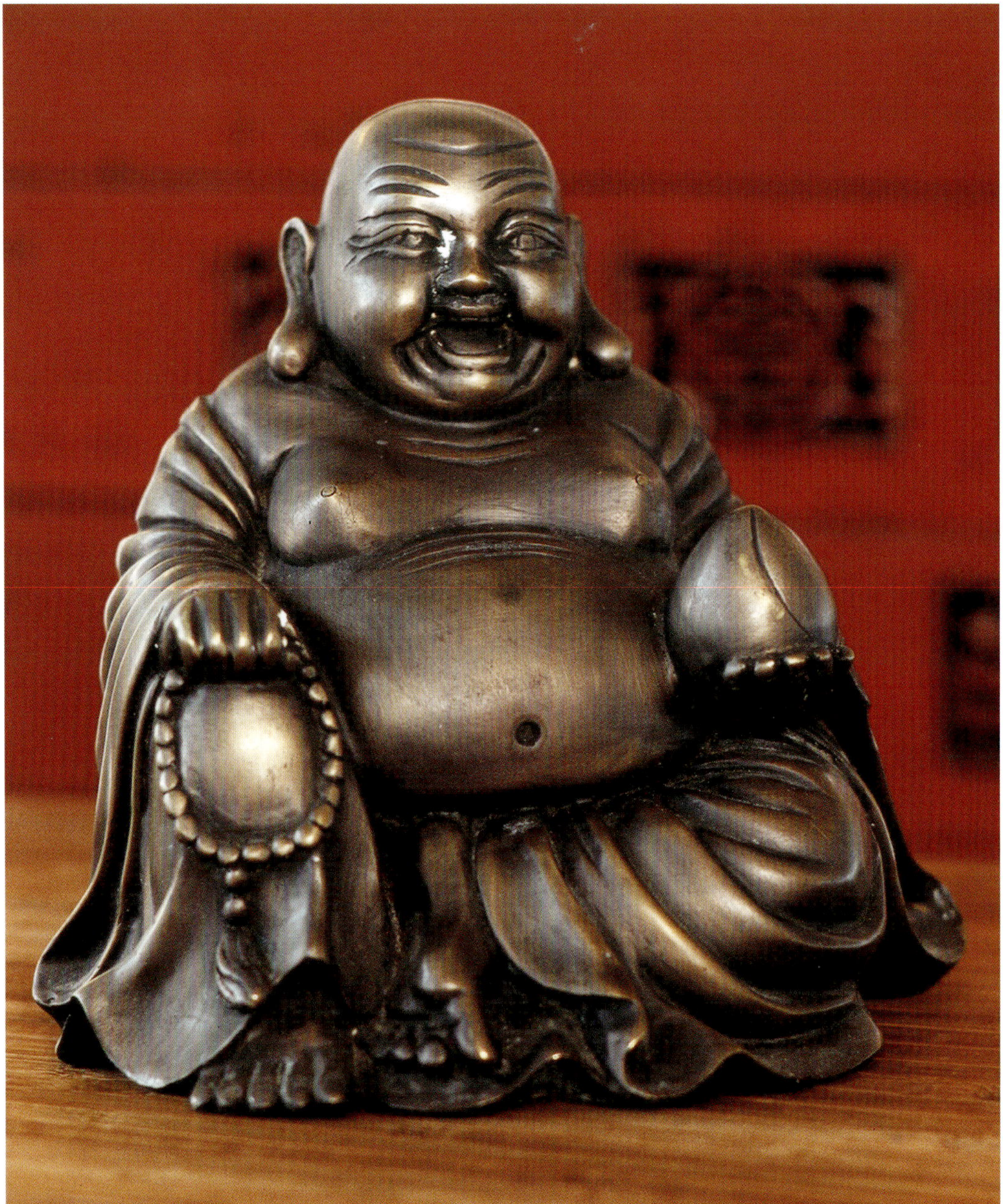

Alles, was Sie zu Ihrem Glück brauchen, tragen Sie seit je in sich. Entscheidend ist, ob Sie sich dieses Glück erschließen möchten.

Dritter Teil

In der dritten Phase der Übung können Sie sich, falls die Notwendigkeit besteht, vor allem auf noch verspannte oder auch erkrankte Körperregionen konzentrieren.

- Atmen Sie 12- oder 24-mal zu dem Körperteil, der Ihre besondere Aufmerksamkeit benötigt.
- Lenken Sie mit dem Einatmen Ihre Aufmerksamkeit und Ihre Wahrnehmung zu der betroffenen Stelle.
- Stellen Sie sich beim Ausatmen vor, dass sich der Schmerz, die Verspannung oder die Disbalance an dieser Stelle auflöst wie Nebel an einem klaren, sonnigen Tag – und nach und nach verschwindet.

Zum Abschluss der drei Übungsteile

Schließen Sie alle drei Phasen dieser Übung ab, indem Sie sich vorstellen, dass Wasser vom Kopf bis zu den Füßen durch Ihren Körper hindurchläuft und alles, was an Störungen, Spannungen und Disbalancen noch vorhanden ist, mit sich nimmt. Das Wasser läuft durch Ihre Fußsohlen ab und versickert in der Erde.

Übungsende

- Beenden Sie das Fang Song Gong und alle anderen Übungen, die mit dem Sitzen in Ruhe verbunden sind, indem Sie Ihre Aufmerksamkeit langsam wieder nach außen lenken.
- Beginnen Sie, Geräusche und Gerüche, die Sie umgeben, wieder bewusst wahrzunehmen.
- Atmen Sie 1-mal tief durch die Nase ein und durch den Mund aus. Lösen Sie Ihre Zungenspitze vom Gaumen und öffnen Sie Ihre Augen. Beenden Sie Ihre Übungen ohne Hast und ohne weiter über sie nachzudenken.

Zur Aktivierung

Schließen Sie Übungen in Stille, wenn sie separat geübt werden, damit ab, dass Sie sich mit einer kleinen Selbstmassage (ab S. 110) wieder »aktivieren«. Dabei genügt es oft schon, die ersten vier Massagen und das Nierenreiben anzuwenden.

Verspannungen auflösen

- Gerade bei Verspannungen – auch hartnäckigen – kann es besonders hilfreich sein, sich vorzustellen, dass die verhärtete Stelle schmilzt wie Eis in der Sonne. Das Eis löst sich langsam auf und rinnt nach unten ab. Lassen Sie das Wasser, das sich auf diese Weise bildet, im Boden versickern. Manchmal reicht ein Sonnenstrahl, manchmal muss die Sonne etwas länger auf das Eis scheinen, bis es sich aufgelöst hat.
- Bleiben die Verspannungen, wiederholen Sie diese Vorstellung öfter. Reagieren die Beschwerden nicht auf die Übung, sollten Sie klären, ob hier eventuell andere Ursachen für die Missempfindung vorliegen.

Der kleine kosmische Kreislauf

Während des Inneren Lächelns haben Sie gelernt, die Aufmerksamkeit zu bündeln und sich auf bestimmte wesentliche Elemente zu konzentrieren. Gehen Sie nun einen Schritt weiter, indem Sie lernen, das Qi bewusst zu lenken.

In der Übung »Der kleine kosmische Kreislauf« führen Sie die Vitalkraft zu Punkten und Energiezentren, die auf den beiden Hauptmeridianen Du Mai (Lenker-Gefäß) und Ren Mai (Diener-Gefäß) liegen (siehe dazu die Meridiantafeln auf S. 24 f.). Der Du Mai ist ein Yang-Meridian und verläuft vom Steißbein über die Wirbelsäule zum Kopf und über den Yin Tang zum oberen Gaumen. Der Ren Mai ist ein Yin-Meridian und verläuft vom Hui Yin über die Mitte der Körpervorderseite zur Zungenspitze.

Zur Einstimmung

Beginnen Sie mit dem Inneren Lächeln (siehe S. 56 ff.). Beruhigen Sie Ihren Gedankenfluss und Ihre Atmung.

Lassen Sie Ihr Qi über diese Punkte kreisen.

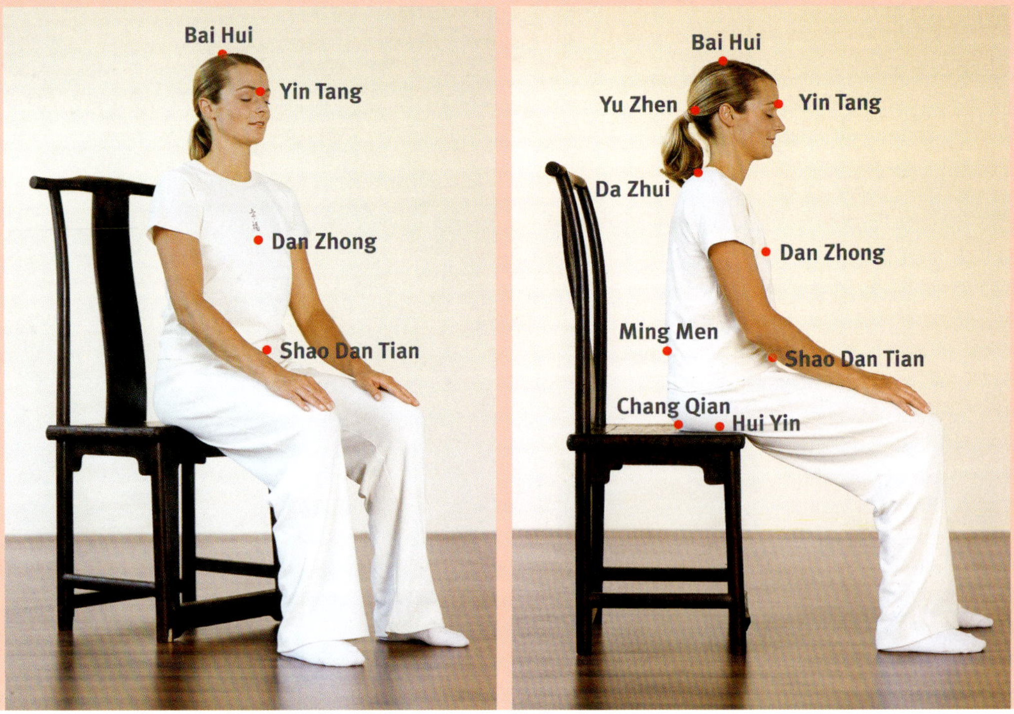

Die Übung »Der kleine kosmische Kreislauf«

- Lenken Sie Ihre Aufmerksamkeit zum unteren Dan Tian und verweilen Sie dort so lange, bis Sie eine angenehme Empfindung, häufig ist es Wärme oder ein Kribbeln, in diesem Bereich spüren.

Hinweis: Stellt sich diese Empfindung nicht ein, bleiben Sie geduldig. Beenden Sie Ihre Übung wie gewohnt und beginnen Sie am nächsten Tag noch einmal. Erst wenn Sie spüren, dass sich das Qi im Dan Tian sammelt, setzen Sie die Übung fort. Lassen Sie sich Zeit und versuchen Sie vor allem nicht, Ihr Qi zu »zwingen«.

- Spüren Sie, dass sich das Qi im unteren Dan Tian sammelt, lenken Sie langsam Ihre Aufmerksamkeit zum Hui Yin, dem Bereich zwischen Anus und äußerem Geschlechtsorgan.
- Verharren Sie mit Ihrer Aufmerksamkeit so lange an diesem Punkt, bis sich auch hier eine entsprechende Empfindung einstellt.
- Schreiten Sie so Stück für Stück voran auf dem Kreislauf des Qi. Das Qi fließt erst weiter zum nächsten »Gefäß«, wenn das vorhergehende ausreichend gefüllt ist.
- Nach und nach fließt das Qi vom unteren Dan Tian zum Hui Yin und weiter zum Steißbeinpunkt, zu Ming Men, dem Tor des Lebens, zum Großen Wirbel, über das Jadekissen zum höchsten Punkt, Bai Hui, nach vorne zum Yin Tang (oberes Dan Tian), dann zum Shan Zhong (mittleres Dan Tian) und anschließend wieder zurück zum unteren Dan Tian.

Zu Buddha werden

Normalerweise fließt das Qi im Yin-Meridian (vorne) nach oben und im Yang-Meridian (hinten) nach unten. Kehrt sich der Qi-Fluss um, »wird man zu Buddha«. Am besten ist es, wenn das auf natürlichem Wege geschieht.

Für Fortgeschrittene

Je mehr Sie mit dem Kleinen Qi-Kreislauf vertraut sind, desto besser werden Sie Atmung und Qi-Führung miteinander verbinden können.
In fortgeschrittenem Stadium stehen Ihnen zwei weitere Möglichkeiten der Durchführung zur Verfügung:

Variation 1

- Atmen Sie durch die Nase ein und aus.
- Lassen Sie Ihr Qi beim Einatmen vom Steißbeinpunkt nach oben zum Bai Hui und beim Ausatmen, ebenfalls durch die Nase, vom Bai Hui nach vorne hinunter zum Hui Yin fließen.
- Führen Sie das Qi beim Einatmen wieder vom Hui Yin zum Steißbeinpunkt und von dort zum Bai Hui.

Variation 2

Noch beruhigender wirkt die zweite Variante des Qi-Kreislaufs:

- Atmen Sie durch die Nase ein und führen Sie das Qi vom Steißbeinpunkt über den Kopf bis zum Gaumen, dort, wo die Zungenspitze anliegt.
- Ist die Einatmung beendet, lösen Sie die Zunge, legen sie dann ab und atmen durch den Mund aus. Leiten Sie dabei Ihr Qi bewusst von der Zungenspitze zum Hui Yin.
- Legen Sie die Zungenspitze beim Einatmen wieder an den Gaumen zurück.

Kehren Sie am Ende Ihrer Übung immer zum unteren Dan Tian zurück. Stellen Sie sich vor, wie das Qi sich dort sammelt.

Zum Abschluss der Übung

- Beenden Sie den »Kleinen kosmischen Kreislauf«, indem Sie den Speichel, der sich während der Übung im Mundraum angesammelt hat, in drei kleinen Portionen schlucken, mit Ihrer Aufmerksamkeit dem jeweiligen Schluck folgen und sich vorstellen, dass der Speichel als wohltuender, Kraft spendender Nektar bis zum unteren Dan Tian strömt und sich dort anreichert. Das mag zu Beginn etwas sonderlich anmuten, doch bedenken Sie, dass unser Speichel eine sehr heilsame Körperflüssigkeit ist. Sie haben das vielleicht schon einmal bei einer kleineren Hautverletzung oder einem Insektenstich erfahren. Im alten China wurde der Speichel als »Jadeflüssigkeit« bezeichnet und als sehr wertvoll erachtet.

- Lenken Sie Ihre Aufmerksamkeit wieder vollständig nach außen und atmen Sie 1-mal tief durch die Nase ein und durch den Mund aus.
- Beim Ausatmen lösen Sie Ihre Zungenspitze vom Gaumen, öffnen Ihre Augen und werden vollständig wach.

Blockierungen können sich lösen

Der »Kleine kosmische Kreislauf« öffnet nach und nach zwei der wichtigsten Leitbahnen. Auf diesem Weg kann es geschehen, dass sich Blockierungen, die Sie bislang vielleicht nicht bewusst wahrgenommen haben, lösen. Mitunter kann es dabei – aber auch bei übereilter und falscher Durchführung – zu Missempfindungen wie beispielsweise Kopfschmerzen, Schwindel oder emotionalen Schwankungen kommen.
Je weiter Sie auf dem Weg des Qi Gong voranschreiten, desto stabiler kann Ihre Gesamtverfassung werden; andererseits werden Sie zunehmend sensibler für die Belange Ihres Körpers. Störungen und Disbalancen, die Ihnen vorher vielleicht noch nie aufgefallen sind, werden Sie bewusster wahrnehmen. Darin sollten Sie eine Chance sehen, sich weiterzuentwickeln, sich Ihren Bedürfnissen zu stellen und diese mit Umsicht zu befriedigen.
Bei einigen wenigen Menschen kann die Empfindung vorherrschen, dass »Der kleine kosmische Kreislauf« nicht auf die beschriebene Weise zirkuliert. Auch hier gilt, wie bei allen Übungen, dass Sie dies wahrnehmen, akzeptieren und nicht als »Fehler« werten. Lassen Sie die Qi-Bewegung geschehen und erzwingen Sie nichts.

Stehen wie ein Pfahl

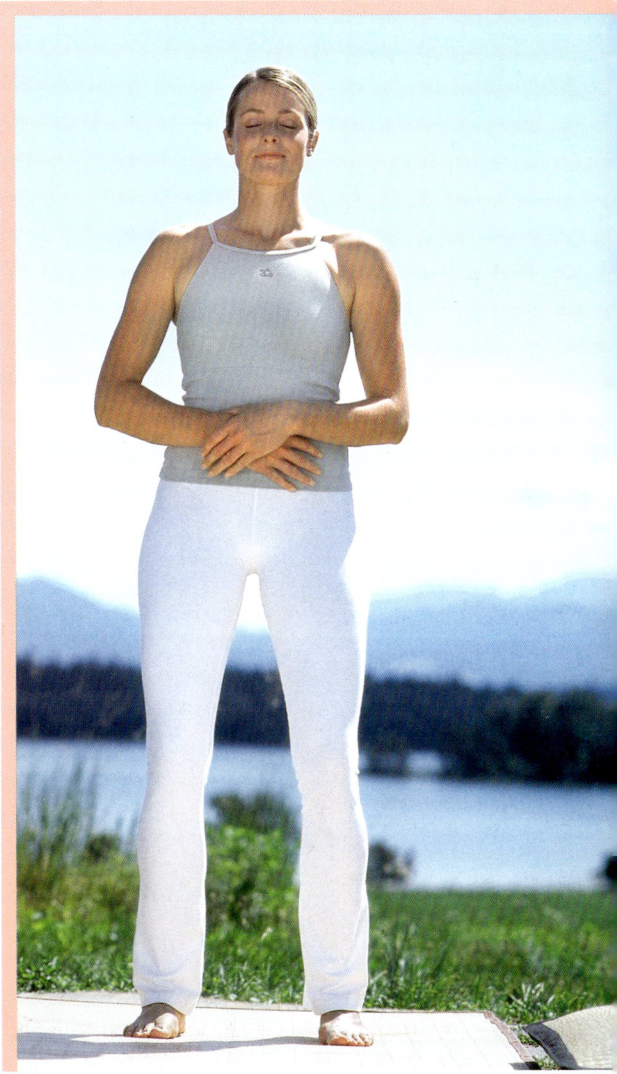

Folgen mentaler Überlastung können sich in einer Störung des Leber-Qi oder des Shen (geistiges Prinzip des Herzens) zeigen. Die folgende Übung kann Ihnen helfen, das Qi wieder ins Fließen zu bringen und, körperlich wie geistig, Kraft zu schöpfen. Sie ist sehr gut als Vorbereitung geeignet. Versuchen Sie zu Beginn, nicht alle drei Varianten der hier vorgestellten Übung durchzuführen. Beginnen Sie mit der »einfachen« Variante und vertiefen Sie sie einige Tage oder Wochen, bevor Sie zur nächsten Stufe übergehen.

Variante 1 (Stufe 1)

- Begeben Sie sich in die Ausgangsposition (siehe nebenstehende Abbildung).

- Bedecken Sie mit Ihren Händen das untere Dan Tian. Frauen legen die linke auf die rechte, Männer die rechte auf die linke Hand (Handhaltung siehe S. 72).

- Schließen Sie nun Ihre Augen und beruhigen Sie Ihre Atmung. Beobachten Sie, wie der Atem gleichmäßig und natürlich ein- und ausströmt.

- Spannen Sie beim nächsten Einatmen 1-mal Ihre Zehen an, »krallen« Sie sich am Boden fest und entspannen Sie die Zehen beim Ausatmen wieder.

- Führen Sie Ihre Aufmerksamkeit noch einmal durch Ihren Körper – vom Kopf bis zu den Füßen. Wie fühlen Sie sich? Haben Sie den Eindruck, dass Ihre Haltung gut ist, dass Sie sicher und stabil stehen? Spüren Sie noch irgendwo in Ihrem Körper eine Verspannung? Lösen Sie sie mithilfe der beim Inneren Lächeln oder Fang Song Gong genannten Techniken auf.

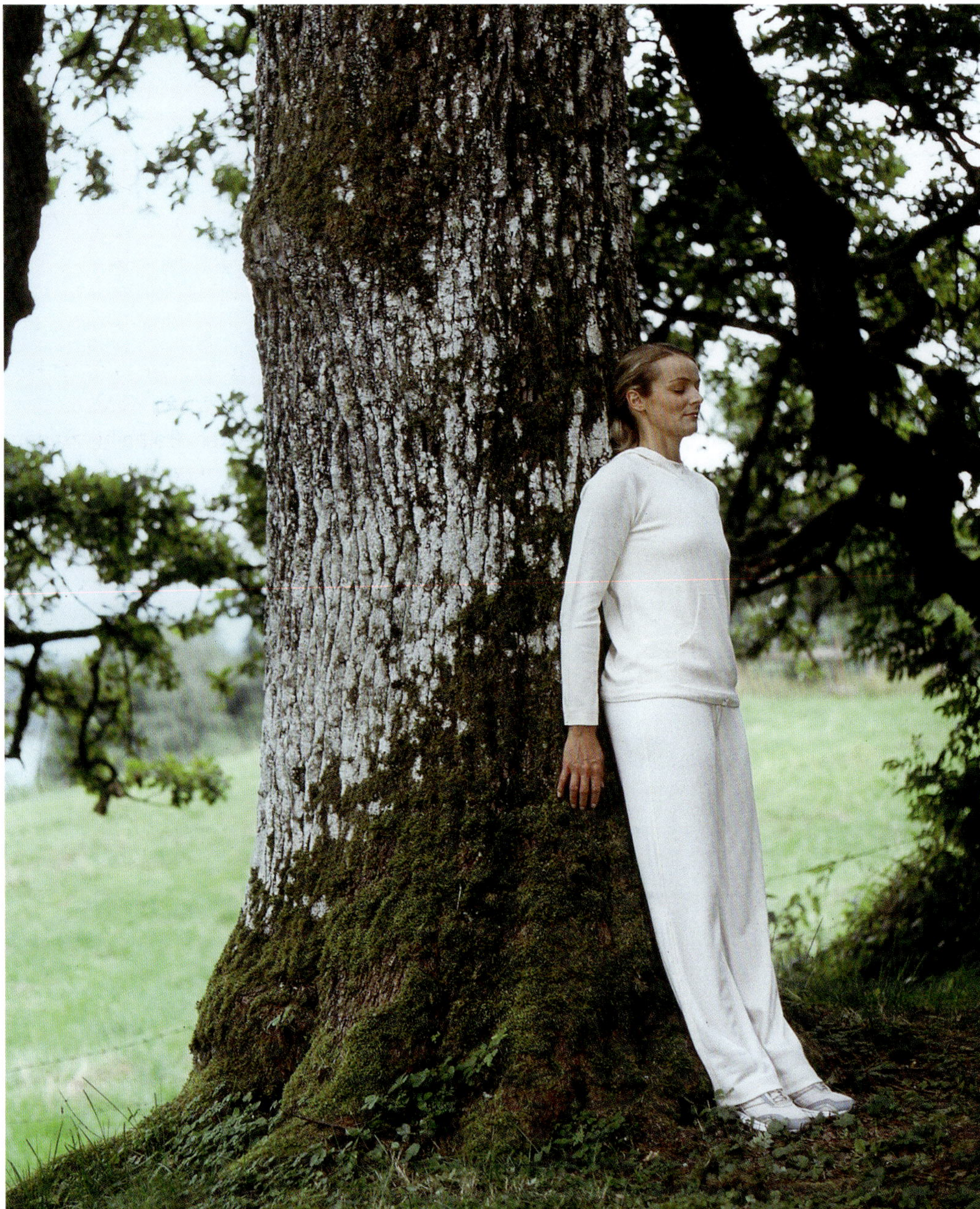

Qi Gong basiert auf der Erkenntnis, dass wir mit allem, was uns umgibt, auf subtile Weise verbunden sind. Das vergessen wir zumeist.

- Spüren Sie Ihre Handflächen auf dem Unterbauch und lenken Sie nun Ihre volle Aufmerksamkeit zum unteren Dan Tian. Halten Sie Ihre Aufmerksamkeit dort und stellen Sie sich vor, dass sich mit jedem Atemzug das Qi, Ihre Vitalkraft, im Dan Tian sammelt. Führen Sie das Qi auf diese Weise für die Dauer von 20 Atemzügen.

- Gehen Sie als Nächstes mit Ihrer Aufmerksamkeit langsam zum Punkt Bai Hui weiter. Halten Sie Ihre Aufmerksamkeit dort und stellen Sie sich vor, dass mit jedem Atemzug das Yang-Qi des Himmels durch den Punkt Bai Hui in Ihren Körper strömt, hinab zum unteren Dan Tian fließt und sich dann dort sammelt. Führen Sie das Qi auf diese Weise für die Dauer von 20 Atemzügen.

- Gehen Sie mit Ihrer Aufmerksamkeit langsam zum Punkt Yong Quan auf den Fußsohlen. Halten Sie Ihre Aufmerksamkeit dort und stellen Sie sich vor, dass mit jedem Atemzug das Yin-Qi der Erde durch den Punkt Yong Quan in Ihren Körper strömt, hinauf zum unteren Dan Tian fließt und sich dort sammelt. Führen Sie das Qi auf diese Weise für die Dauer von 20 Atemzügen.

- Stellen Sie sich anschließend vor, dass mit jedem Atemzug Qi von außen durch die gesamte Körperoberfläche in Sie hineinströmt, zum Dan Tian fließt und sich dort sammelt. Führen Sie das Qi auf diese Weise für die Dauer von 20 Atemzügen.

Mein Rat

Gehen Sie nach der Übung »Stehen wie ein Pfahl« etwas umher, um das freie Fließen des Qi anzuregen.

- Leiten Sie zum Abschluss Ihre Aufmerksamkeit noch einmal durch Ihren Körper – vom Kopf über Schultergürtel, Rücken, Brustkorb, Bauch, Becken, Beine bis zu den Füßen. Wie fühlen Sie sich jetzt, nachdem Sie die Übung durchgeführt haben?

- Schließen Sie die Übung ab, indem Sie Ihre Aufmerksamkeit langsam wieder nach außen lenken und Geräusche und Gerüche aus der Umgebung bewusst wahrnehmen. Halten Sie Ihre Augen noch einen Moment geschlossen.

- Atmen Sie 1-mal tief durch die Nase ein und durch den Mund aus. Lösen Sie Ihre Zungenspitze vom Gaumen, strecken Sie Ihre Beine und öffnen Sie Ihre Augen. Beenden Sie Ihre Übungen ohne Hast und ohne weiter über sie nachzudenken.

Sie können die Anzahl der angegebenen Atemzüge variieren, wobei die einzelnen Phasen gleich lang sein sollten. Wie bei allen anderen Übungen gilt auch hier: Treten Schwindel, Kopfschmerzen oder weitere Missempfindungen auf, beenden Sie die Übung.

Variation 2 (Stufe 2)

1 Die nächste Stufe sieht vor, dass die Hände vor dem Körper gehalten werden, so als würden Sie einen Ball auf Ihren Händen tragen. Die Arme sind gerundet, damit die Gelenke nicht abgeknickt werden und die Achseln frei sind, dadurch kann das Qi ungehindert fließen. Die Lao-Gong-Punkte der Handinnenflächen zeigen zum unteren Dan Tian. Stellen Sie sich die Lao-Gong-Punkte wie zwei kleine starke Lampen vor, die zum Dan Tian leuchten. Diese Punkte und das Dan Tian bilden somit ein Dreieck.

Variation 3 (Stufe 3)

2 Bei der dritten Stufe werden Arme und Hände auf Höhe des mittleren Dan Tian gehalten. Die Arme sind offen und rund, die Fingerspitzen weisen zueinander. Diese Übung ist ungleich schwieriger zu bewältigen als die beiden vorgenannten Varianten. Es empfiehlt sich, zu Beginn nur wenige Minuten zu üben und allmählich die gesamte Übungsdauer auf 20 Minuten auszuweiten. Bei Beeinträchtigungen der Hals-, Nacken- oder Schulterregion sollten Sie die dritte Stufe vorsichtig angehen.

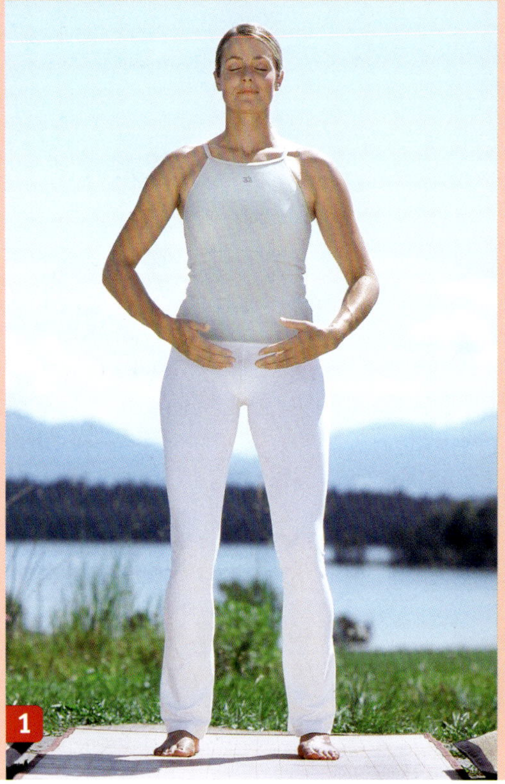

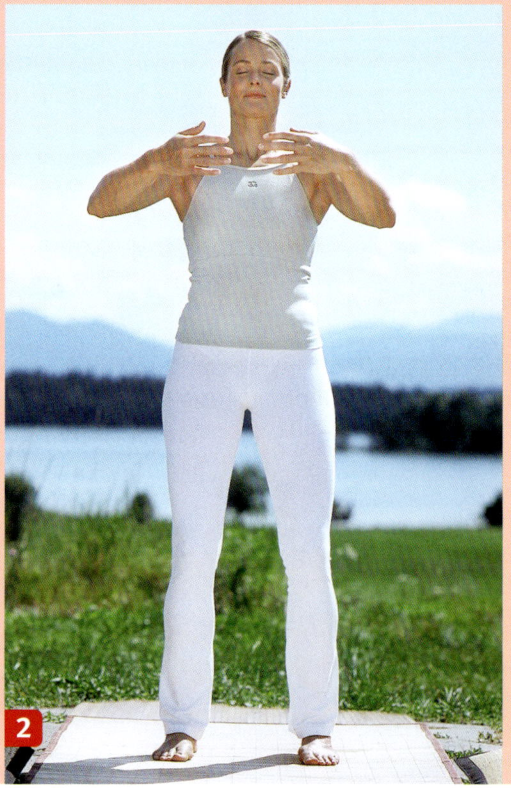

Wieder neue Energie tanken

Auf den nächsten Seiten finden Sie Übungen, die sich wunderbar in Ihre tägliche Qi-Gong-Praxis integrieren lassen. Sie sind leicht nachvollziehbar, verfügen über ähnliche Grundelemente und haben im Allgemeinen eine ausgleichende und dennoch kräftigende Wirkung. Sie eignen sich besonders, stressbedingte Erscheinungen auf nachhaltige Weise auszugleichen. Die Wirkung der Übungen wird sich nach und nach entfalten und sich Ihnen erschließen, sodass Sie ein Gespür dafür bekommen, welche Übungen in der jeweiligen Situation für Sie geeignet sind.

- Stellen Sie Übungen mit stärkerer Bewegung an den Anfang und ruhigere Übungen an den Schluss.
- Am Ende jeder Übung ist die Zahl der Wiederholungen angegeben. Betrachten Sie diese Angabe mehr als Empfehlung und weniger als strikte Vorgabe. Zahlen hatten immer schon eine mystische Komponente, die sich auch im Qi Gong wiederfindet. Je nach religiöser oder philosophischer Ausrichtung variierten die Angaben zur Wiederholung der Übungen. Versuchen Sie dennoch bei Ihrem Training, immer die gleiche Anzahl an Wiederholungen beizubehalten.
- Die Atmung erfolgt wie in den Ratschlägen aus den ersten Kapiteln. In der Regel wird auch bei diesen Übungen das Einatmen durch die Nase (Zungenspitze am Gaumen) und das Ausatmen durch den Mund (Zunge abgelegt) bevorzugt.

Basisübungen

Qi aktivieren und ausgleichen

- Mit den folgenden zwei Bewegungen (siehe S. 72 und 73) beginnen und beenden Sie Ihr Qi Gong, wie es auch in dem exemplarischen Trainingsablauf auf S. 42 beschrieben wird.
- Führen Sie am Anfang einer Übung oder eines Sets 3-mal die erste und direkt im Anschluss 3-mal die zweite Bewegung aus.
- Zum Abschluss einer Übung oder eines Übungssets führen Sie die beiden Bewegungen in umgekehrter Reihenfolge aus. So leiten Sie das während einer Übung in Bewegung gesetzte Qi zurück zum Dan Tian.

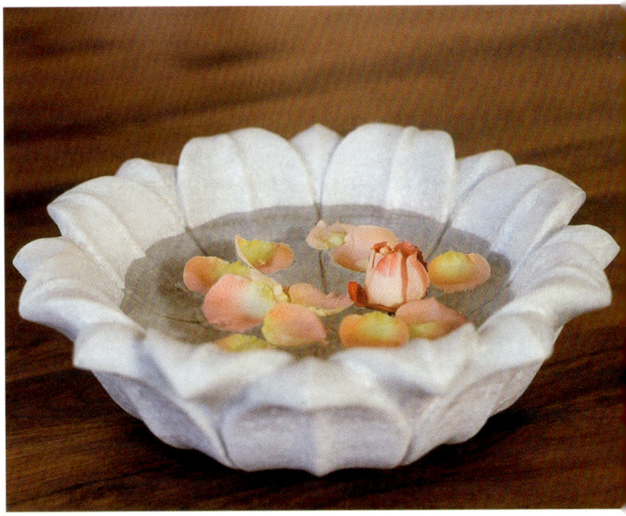

Schaffen Sie einen angemessenen Rahmen für Ihre Übungen, trägt das zu Ihrem Wohlbefinden bei.

3-mal tief ein- und ausatmen

Beginn und Abschluss

● Nehmen Sie die Ausgangsposition ein. Legen Sie Ihre Hände übereinander auf das untere Dan Tian. Die Lao-Gong-Punkte der Handinnenflächen liegen übereinander. Der Daumenballen (Yu-Ji-Punkt) der am Körper liegenden Hand ruht im Bauchnabel. Beachten Sie bitte, dass Männer die rechte auf die linke Hand und Frauen die linke auf die rechte Hand legen. Sie können Ihre Augen schließen oder offen halten. Atmen Sie gleichmäßig durch die Nase ein und durch den Mund aus.

● Atmen Sie langsam aus, verbunden mit der Vorstellung von Ruhe und Entspannung. Lösen Sie die Zunge vom Gaumen und lassen Sie beim Ausatmen alle Spannung aus Ihrem Körper entweichen. Sinken Sie dabei etwas in sich zusammen und drücken Sie sanft mit Ihren Händen die Bauchdecke nach innen, um noch etwas mehr auszuatmen.

Mein Rat

Wie bei anderen Übungen bereits besprochen, so sollten Sie auch bei dieser darauf achten, dass zwischen den Atemphasen eine kurze Pause entsteht.

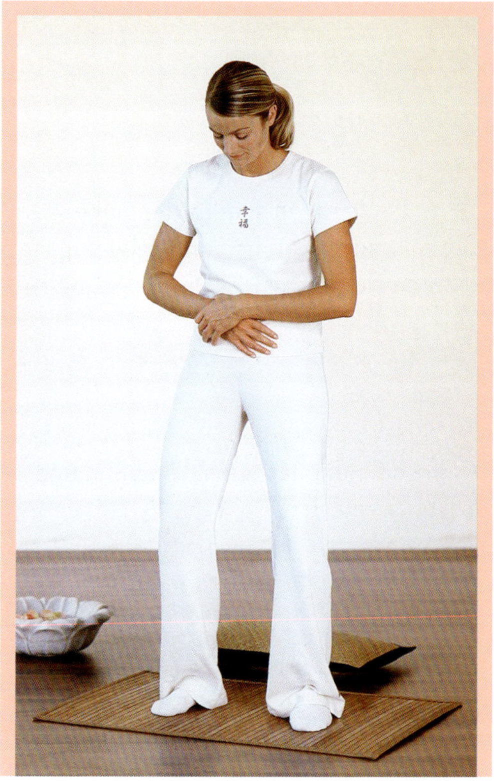

● Verharren Sie nach dem Ausatmen für einen Moment in dieser Position, lockern Sie die Hände und atmen Sie wieder ein. Haben Sie vollständig eingeatmet, halten Sie kurz inne und richten sich auf, bis Sie die ursprüngliche Haltung erreicht haben.

Lenken Sie Ihre Aufmerksamkeit bei der Ausführung zum unteren Dan Tian.

Führen Sie die Bewegung 3-mal aus.

Wirkung: Die geistigen Aktivitäten werden beruhigt, Yin- und Yang-Qi ausgeglichen und das Qi nach unten geführt.

Öffnen und Schließen des Dan Tian

Beginn und Abschluss

- Ihre Hände ruhen seitlich des Nabels auf dem Bauch. Daumen und Zeigefinger berühren sich leicht. Das Dan Tian befindet sich in der Mitte des von Daumen und Zeigefinger gebildeten Dreiecks.

1 Lösen Sie die Hände vom Bauch, drehen Sie die Handflächen nach außen und die Fingerspitzen nach vorne. Durch den Mund ausatmend führen Sie Ihre Hände nach außen und stellen sich vor, sich von negativem Qi zu befreien.

2 Drehen Sie am Endpunkt der Bewegung Ihre Handflächen zueinander und bewegen Sie die Hände beim Einatmen wieder aufeinander zu. Das Schließen (Hände berühren sich nicht) endet mit einer Bewegung der Handflächen zum Dan Tian hin. Stellen Sie sich vor, wie Sie reines Qi aufnehmen, zum Dan Tian führen und das Dan Tian dabei verschließen, sodass kein negatives Qi eindringen kann. Die Aufmerksamkeit ruht im unteren Dan Tian.

Führen Sie die Bewegung 3-mal aus.

Wirkung: Diese Übung fördert den Qi-Fluss im Unterbauch und in den Armen. Sie wehrt negatives Qi ab.

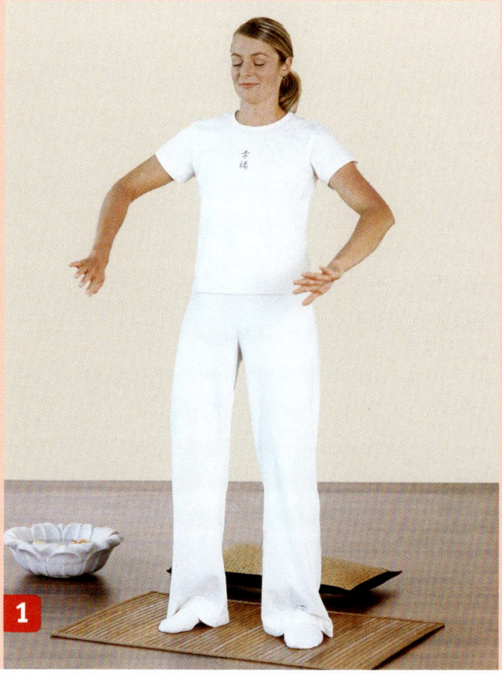

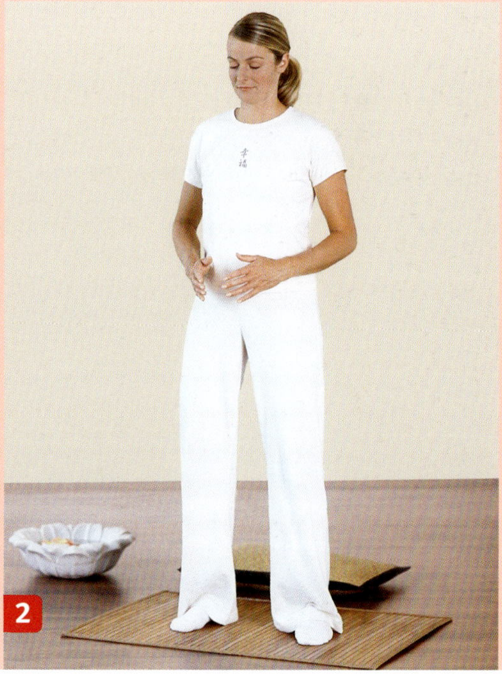

Arme schwingen

Lockern

1 Stellen Sie sich in die Ausgangsposition und heben Sie langsam Ihre Arme nach vorne hoch, bis sich die Hände auf Brusthöhe befinden und die Lao-Gong-Punkte beider Hände zum Boden weisen.

2 Lassen Sie Ihre Arme locker fallen und nach hinten schwingen. Mühelos pendeln nun die Arme vor und zurück.

Sie werden nach einer Weile spüren, dass sich der Schwung der Arme im Körper fortsetzt. Geben Sie diesem leichten Schwingen nach, sodass Sie ein sanftes Federn in den Knien und in der Wirbelsäule spüren. Versuchen Sie, beim Schwung nach vorne einzuatmen, gesundes Qi durch die Lao-Gang-Punkte aufzunehmen und beim Schwung nach hinten auszuatmen und verbrauchtes Qi abzugeben.

Führen Sie zu Beginn 100 Schwünge aus und steigern Sie nach Bedarf und mit der Zeit die Anzahl der Armschwünge.

Wirkung: Löst Verspannungen im Schulter-Nacken-Bereich sowie in Arm- und Beingelenken, regt Durchblutung und Qi-Fluss an und wirkt psychisch ausgleichend.

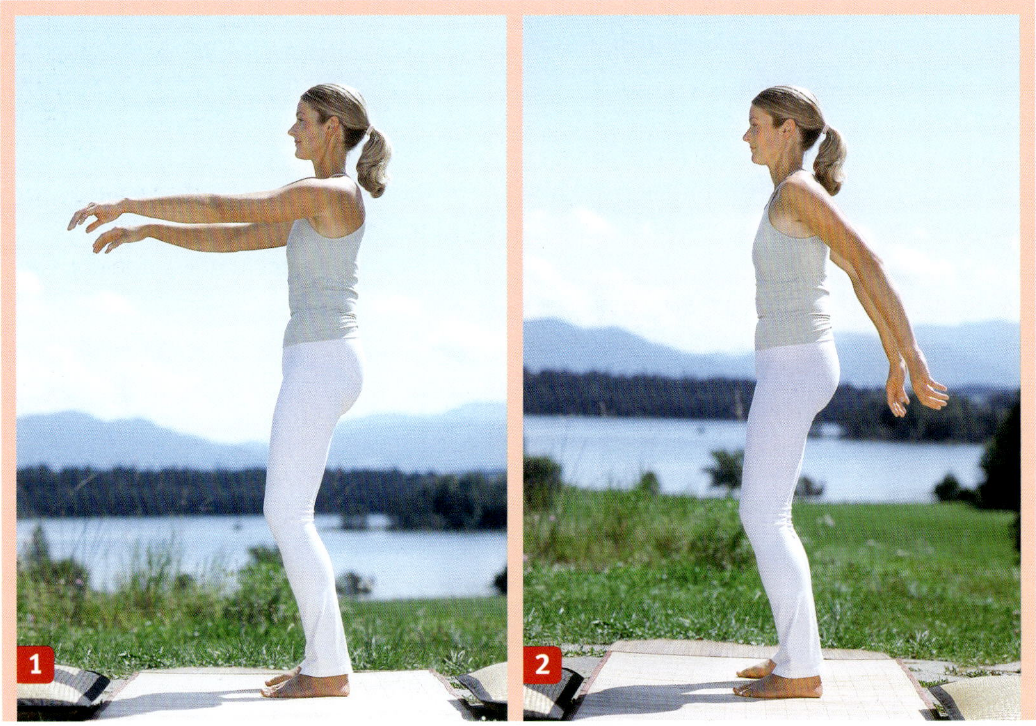

Das Tor des Lebens öffnen

Lockern und Mobilisieren

- Beginnen Sie in der Ausgangsposition.

- Drehen Sie Ihren Oberkörper nach links und heben Sie dabei Ihren rechten Arm in einem weiten Bogen vor Ihrem Körper nach oben, bis die rechte Hand Stirnhöhe erreicht hat. Drehen Sie während des Hebens die rechte Handfläche nach außen.

3 Lassen Sie gleichzeitig Ihre linke Hand zum Ming Men, dem Tor des Lebens schwingen, wobei Sie diese Stelle mit dem Handrücken berühren.

- Verlagern Sie Ihr Gewicht auf das leicht gebeugte linke Bein während der Drehung des Oberkörpers und des gleichzeitigen Schwingens der Arme. Die Ferse des rechten, unbelasteten Beins hebt etwas vom Boden ab, die Zehen bleiben mit dem Boden verbunden.

- Wenn die Bewegung Ihren maximalen Punkt erreicht hat, lassen Sie Ihren Oberkörper und die Arme in gleicher Weise zur anderen Seite schwingen.

- Die Drehung erfolgt aus der Taille, die locker gehalten wird; der Schwung des Oberkörpers und der Arme ist gleichmäßig und fließend.

Wiederholen Sie die Bewegung zu beiden Seiten insgesamt 9-mal.

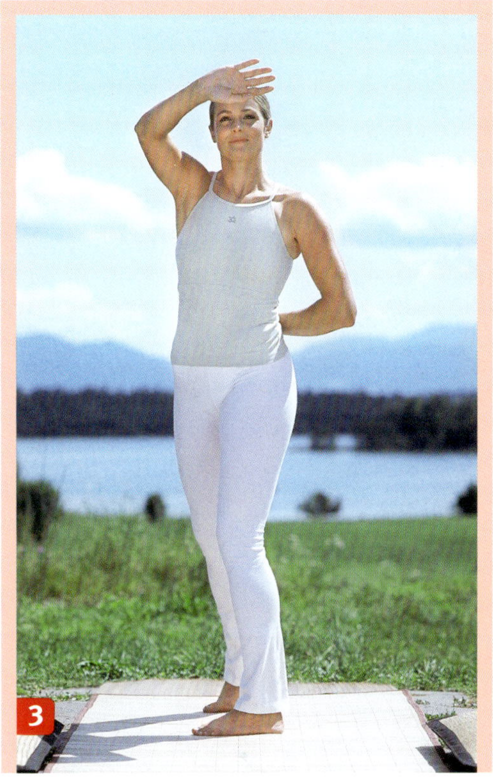

Wirkung: Diese Übung führt zu einer Mobilisierung der Wirbelsäule und zusätzlich fördert sie die Durchblutung sowie den Qi-Fluss.

Mein Rat

Winkeln Sie die Unterarme nicht zu sehr an. Bewegen Sie die Arme parallel vor und zurück. Schwingen Sie Ihre Arme nicht zu hoch nach vorne. Es reicht, wenn sich die Hände auf Brusthöhe befinden.

Übungen, die den Qi-Fluss anregen

Nach vorne beugen

Dehnen

- Stellen Sie sich wie gewohnt in die Ausgangsposition.

1 Heben Sie Ihre Arme nach vorne über den Kopf. Schauen Sie Ihren Händen hinterher. Strecken Sie Ihren gesamten Körper und beugen Sie langsam mit gestreckten Beinen den ebenfalls gestreckten Oberkörper weit nach vorne und unten. Schieben Sie Ihr Gesäß so weit es geht nach hinten.

- Beugen Sie sich nach unten und versuchen Sie anschließend, unter die Zehen zu greifen. Sollte Ihnen das nicht gelingen, umfassen Sie Ihre Unterschenkel so weit

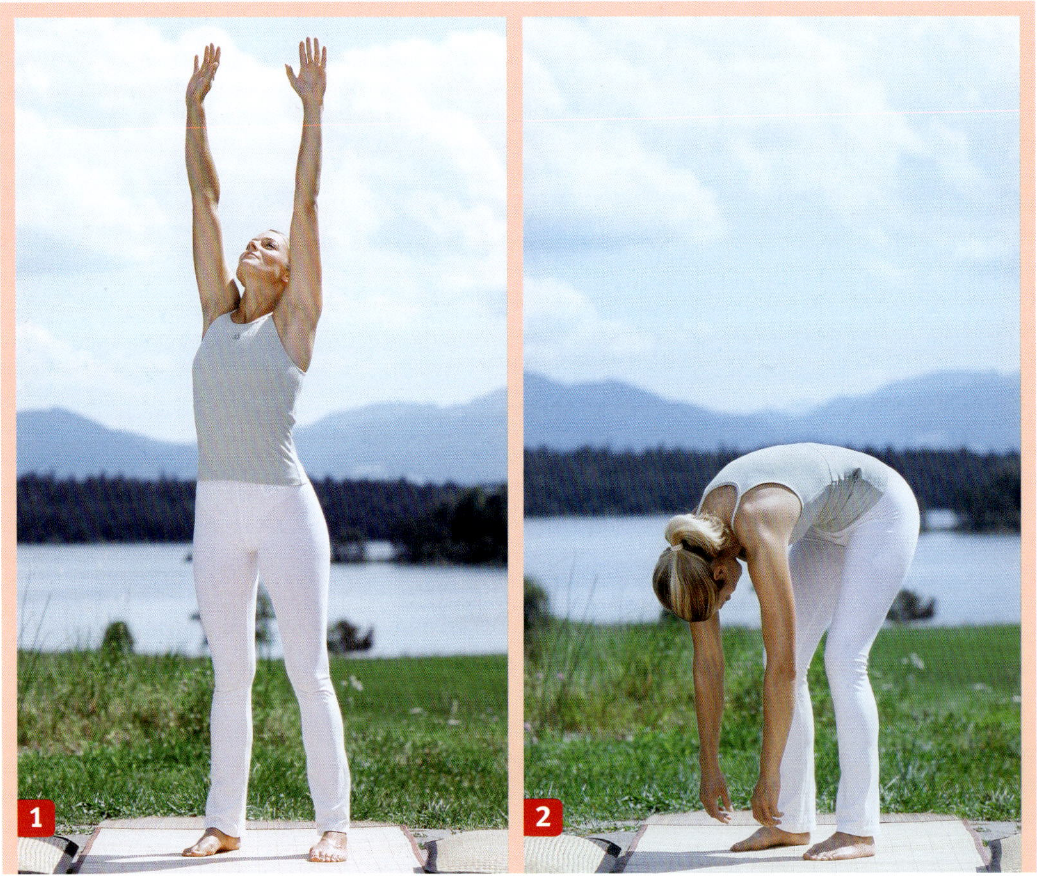

Mein Rat

Legen Sie bei Kreislaufproblemen Ihren Kopf in gebeugter Position in den Nacken und schauen Sie Richtung Boden.

unten, wie es Ihnen möglich ist. Ziehen Sie Ihren Rumpf sanft nach unten und schauen Sie zu Ihren Knien.

2 Lösen Sie schlagartig die gesamte Spannung, indem Sie Ihren Körper etwas zusammensacken lassen; die Knie etwas beugen, den Oberkörper, Arme und Kopf hängen lassen.

- Richten Sie sich aus dieser Position sehr langsam und mit »rundem« Rücken, Wirbel für Wirbel, wieder auf.

- Strecken Sie erst nach und nach Ihre Beine. Lassen Sie Kopf und Arme so lange hängen, bis Sie vollständig aufgerichtet sind. Zum Schluss richtet sich auch die Halswirbelsäule mit dem Kopf auf.

Wiederholen Sie die Übung 6-mal.

Wirkung: Dehnt die Beinrückseiten und vor allem den Blasenmeridian. Kräftigt das Nieren-Qi, mobilisiert den Rücken und kann bei korrekter Ausführung auch bei Rückenbeschwerden hilfreich sein.

Den Himmel stützen

Den Dreifachen Erwärmer regulieren

- Beginnen Sie wieder in der gewohnten Ausgangsposition.

- Heben Sie langsam Ihre Hände – die Handflächen sind dabei nach oben gerichtet – vor dem Körper bis zum mittleren Dan Tian an. Achten Sie darauf, dass Sie die Schultern unten lassen (siehe Abbildung unten).

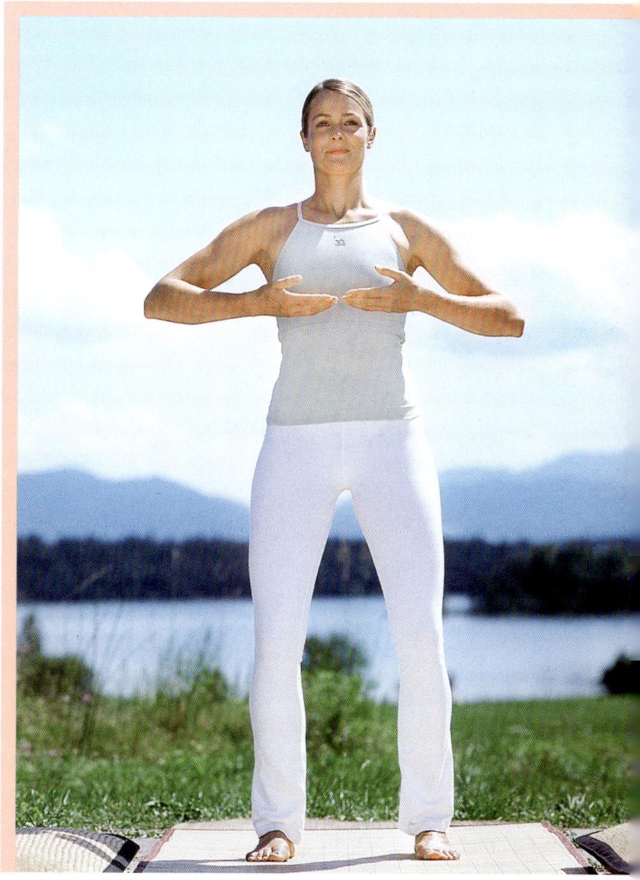

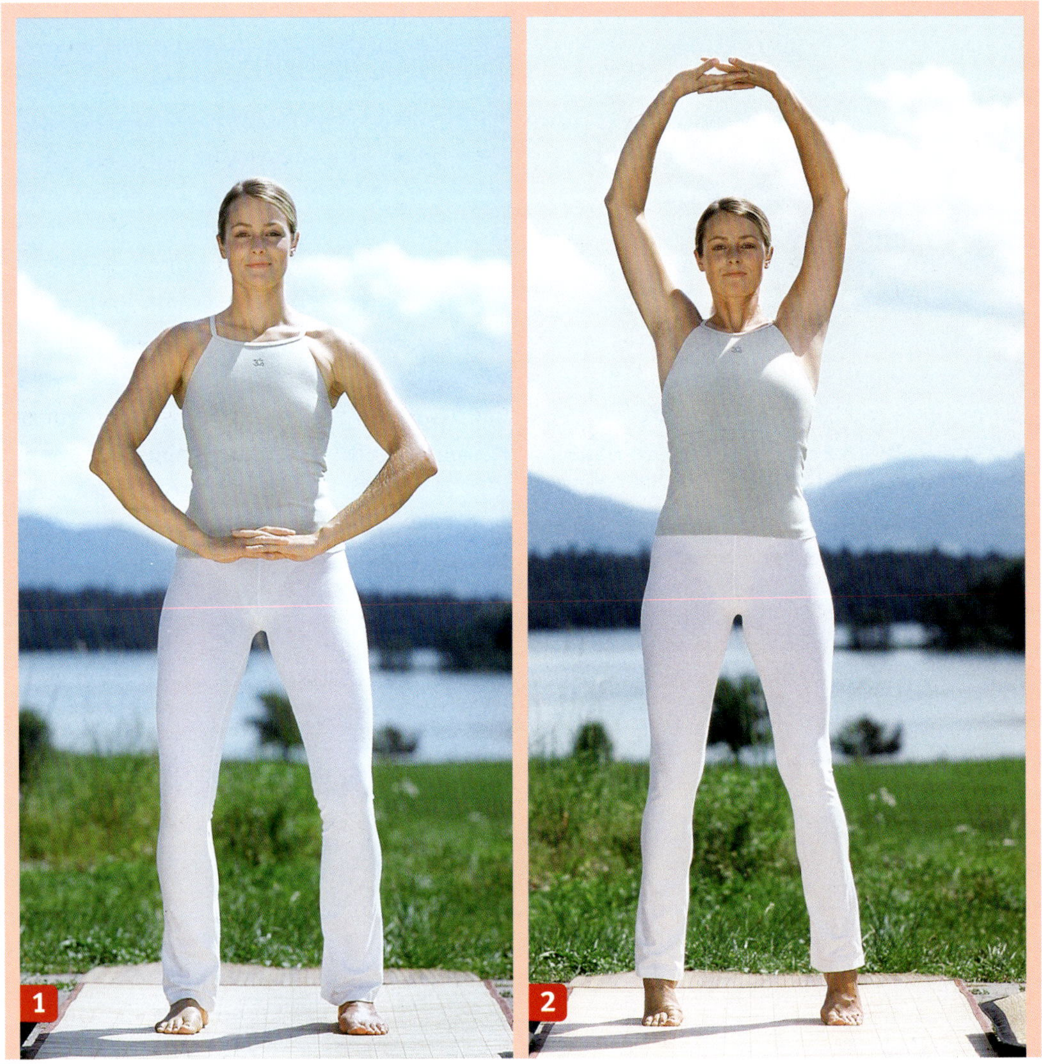

1 Drehen Sie Ihre Handflächen Richtung Boden und verschränken Sie die Finger ineinander. Führen Sie die Hände mit sanftem Druck zum unteren Dan Tian.

2 Setzen Sie die Bewegung fort, indem Sie die Hände im Bogen nach vorne über den Kopf heben. Die Handflächen zeigen nach außen. Heben Sie gleichzeitig die Fersen vom Boden. Vorsicht, die Schultern nicht zu sehr nach oben ziehen. Strecken Sie Ihren Körper und drücken Sie mit den Händen und leicht gerundeten Armen nach oben, so als wollten Sie den Himmel stützen.

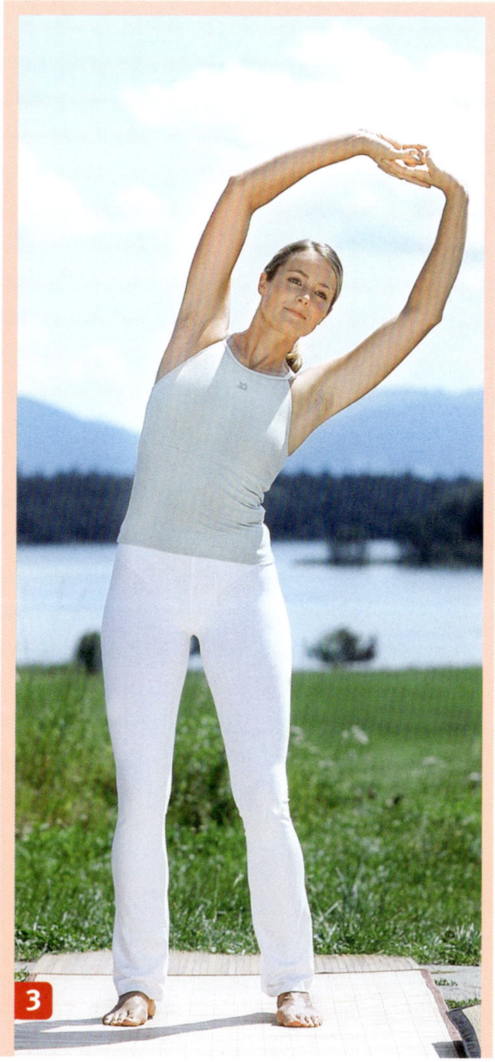

3 Senken Sie die Fersen wieder auf den Boden und beugen Sie anschließend Ihren Oberkörper mit den Armen nach links.

- Halten Sie dabei Ihre Beine gerade und belasten Sie sie gleichmäßig. Verdrehen Sie Ihren Oberkörper nicht, achten Sie vielmehr darauf, in der Taille locker zu bleiben und die Spannung auf eine angenehme Weise zu halten.

- Richten Sie sich auf und beugen Sie Ihren Oberkörper nach rechts.

- Richten Sie sich wieder auf, lösen Sie Ihre Finger und lassen Sie Ihre Arme entspannt zu den Seiten sinken.

Lassen Sie Ihren Atem während der ganzen Übung natürlich und ungehindert fließen.

Wiederholen Sie die Übung 6-mal.

Wirkung: Diese Übung reguliert den Qi-Fluss im Dreifachen Erwärmer und wirkt damit Erkrankungen entgegen, denn es heißt, dass Disbalancen im Dreifachen Erwärmer die Ursache für viele weitere Störungen in den Organen sein können. Sie ist ebenfalls hilfreich bei Rückenbeschwerden und Verspannungen im Schulter-Nacken-Bereich.

Der Dreifache Erwärmer verbindet drei Bereiche unseres Körpers, die für den Lebenserhalt und die Vitalkraft sehr wichtig sind: Der obere Bereich liegt über dem Zwerchfell und umfasst die Lunge und die Atmung, der mittlere Bereich liegt zwischen Zwerchfell und Nabel, umfasst Magen und Milz und die Nahrungsaufnahme bzw. Verdauung, der untere Bereich liegt zwischen Nabel und Hui Yin und umfasst die Nieren, die Sexualität und die Ausscheidung.

Vor- und Zurückschwingen

Den Gürtelmeridian stärken

- Beginnen Sie in der Ausgangsposition, die Arme hängen locker an den Seiten.

- Winkeln Sie Ihre Hände an, sodass die Handflächen Richtung Boden zeigen. Heben Sie dabei die Hände auf Nabelhöhe. Die Finger sind leicht gefächert, die Hände angenehm gespannt und zugleich locker.

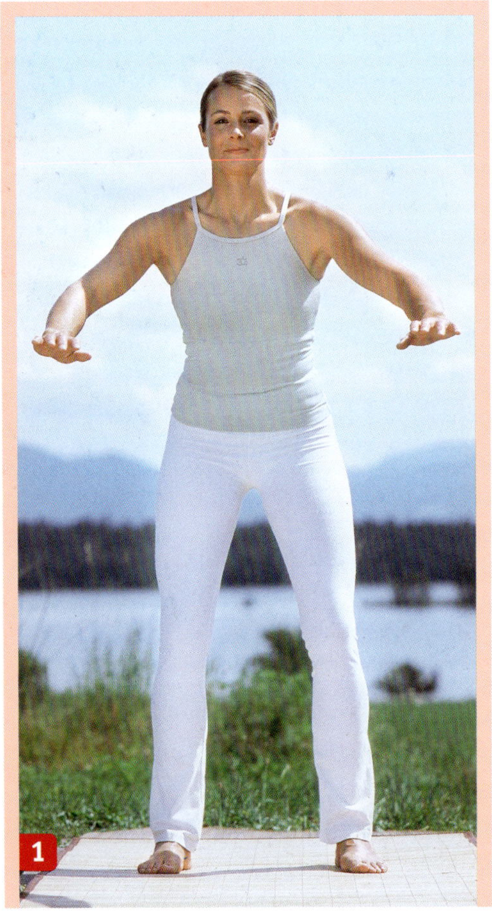

- Führen Sie nun Ihre Hände diagonal nach vorne, bleiben Sie dabei jedoch immer auf Nabelhöhe.

1 Bewegen Sie Ihr Becken bzw. Ihren Po nach hinten, ohne die Beine zu strecken. Dadurch neigt sich der Oberkörper leicht nach vorne.

2 Bewegen Sie Ihr Becken wieder nach vorne, wobei sich der Oberkörper aufrichtet.

3 Während Sie dabei Ihre Hände im Bogen zum Unterbauch und entlang der Seiten Ihres Körpers führen, bewegen Sie Ihr Becken weiter nach vorne, bis der Oberkörper sich etwas nach hinten beugt. Übertreiben Sie nicht, denn Ihr Rücken sollte dabei nicht über die Maßen beansprucht werden. Bei der Bewegung der Hände rund um den Unterbauch berühren die Daumenspitzen den Körper.

- Es schließt sich wieder eine Bewegung in die entgegengesetzte Richtung an: Aufrichten – Po nach hinten – Hände diagonal nach vorne. Hierbei bewegen Sie Ihre Hände in einem etwas größeren Bogen von hinten, zur Seite, nach vorne.

Führen Sie die Übung 49-mal aus.

Atmen Sie während dieser Übung natürlich und gleichmäßig ein und aus. Nach einer Weile passt sich Ihre Atmung der Bewegung an und umgekehrt. Idealerweise

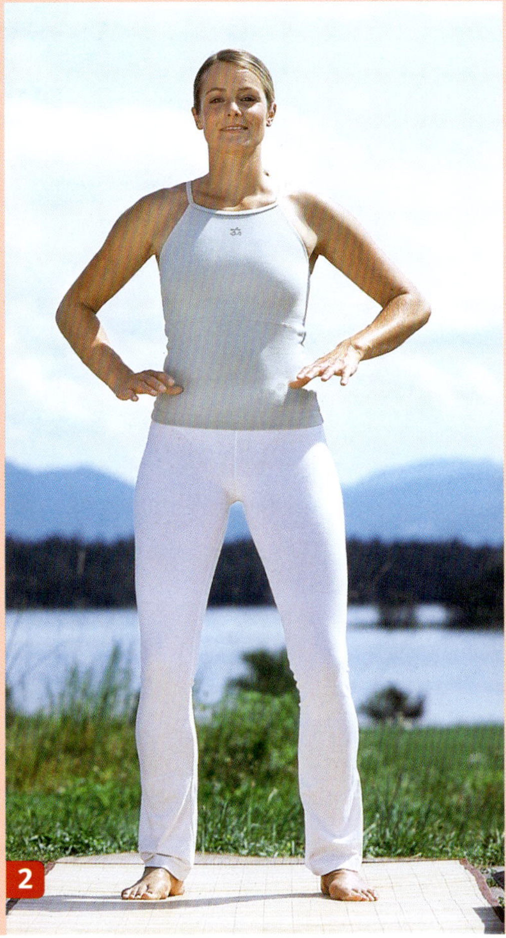

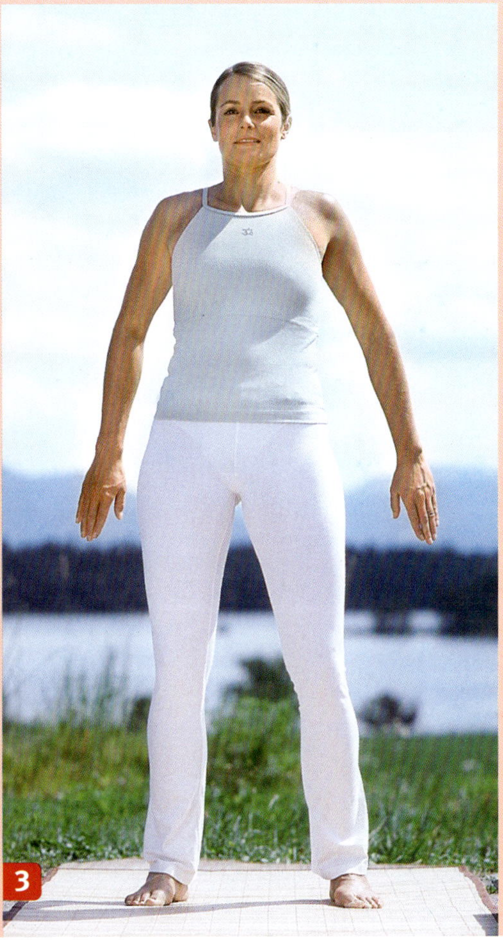

atmet man bei der Beugung nach vorne aus und bei der Streckung des Körpers ein.

Wirkung: Stärkung des wichtigen Gürtelmeridians, der alle vertikal verlaufenden Meridiane verbindet. Zudem wirkt die Übung ausgleichend, hat einen angenehmen Effekt auf die Unterleibsorgane (Menstruationsbeschwerden, Impotenz) und wirkt mobilisierend auf Rücken, Gelenke und Beine.

Mein Rat

Achten Sie auf festen Bodenkontakt mit den Füßen. Ihr Kopf bleibt relativ konstant an einer Stelle. Lassen Sie Ihre Hände immer auf Nabelhöhe, wie wenn Sie damit über eine Tischplatte gleiten würden.

Arme abwechselnd heben und senken

Lunge und Immunsystem stärken

Bei der nun folgenden Übung ist die Verbindung von Bewegung und Atmung wichtig.

- Beginnen Sie in der Ausgangsposition. Die Beine sind jedoch etwas gestreckter, ohne die Knie durchzudrücken.

1 Halten Sie die Hände vor Ihr unteres Dan Tian, ohne den Körper zu berühren.

2 Heben Sie Ihre linke Hand langsam vor der linken Körperhälfte nach oben bis über Ihren Kopf. Die Handfläche bleibt immer zum Himmel gerichtet; dadurch dreht sich die Hand ungefähr auf Kopfhöhe spiralförmig nach oben. Am Ende der Bewegung zeigen die Fingerspitzen der linken Hand nach rechts.

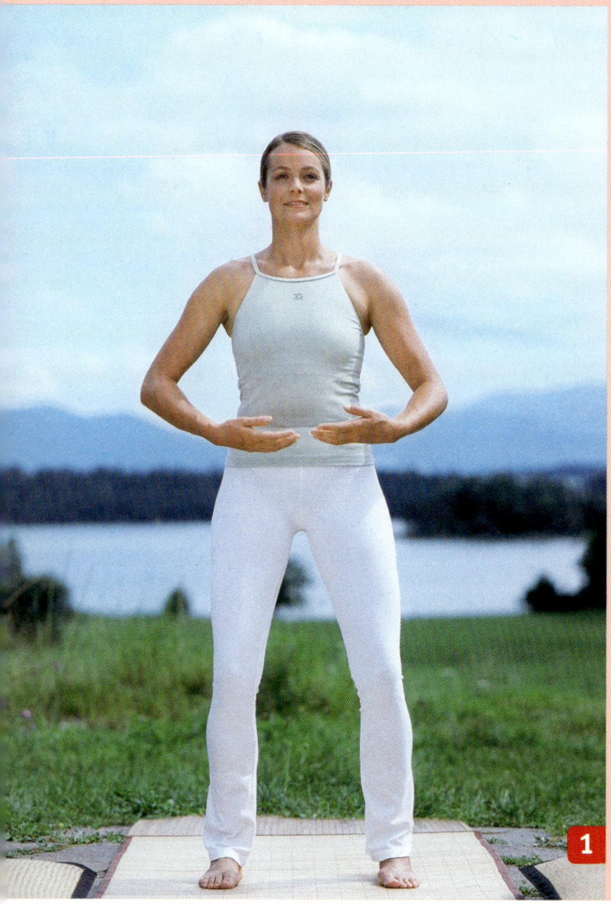

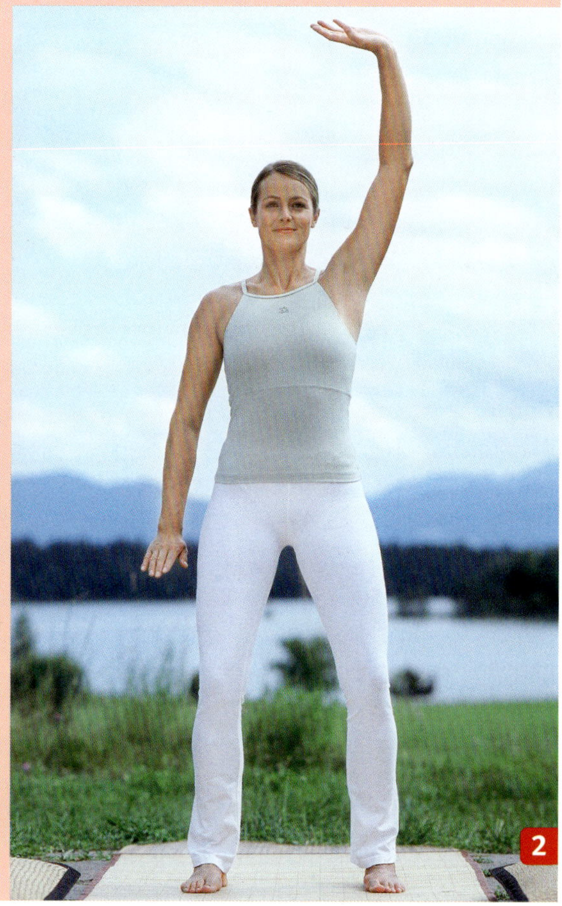

Senken Sie synchron zur linken die rechte Hand langsam nach unten zur rechten Seite Ihres Körpers; die Handfläche ist zum Boden gerichtet, die Fingerspitzen zeigen am Ende der Bewegung nach vorne. Haben die Hände Ihre Endposition fast erreicht, stoßen Sie sie kräftig in die voneinander entgegengesetzte Richtung: Die linke drückt etwas zur Seite und zum Himmel, die rechte etwas zur Seite und zum Boden. Wichtig ist, dass beide Hände ihre Endposition zur selben Zeit erreichen. Bei der ruckartigen Bewegung in der letzten Phase können Sie ein leichtes Ziehen im Brustkorb spüren.

- Lassen Sie die linke Hand ganz natürlich vor der linken Körperhälfte in die ursprüngliche Position zurücksinken. Kehren Sie in die Anfangsposition zurück und wiederholen Sie die Bewegung zur anderen Seite.

Heben und senken Sie die Arme abwechselnd je 7-mal.

Zur Atmung

- Atmen Sie während der oben beschriebenen Bewegung langsam und kontinuierlich ein. Haben die Hände ihre Endposition fast erreicht, atmen Sie plötzlich und kräftig noch ein Quäntchen mehr ein; stoßen Sie dabei die Hände kräftig in entgegengesetzte Richtungen: Die linke drückt zum Himmel, die rechte zum Boden.

- Halten Sie diese Position ein und Ihren Atem kurz (ca. 2 Sekunden) an, dann entspannen Sie sich wieder. Führen Sie langsam Ihre Hände auf dem gleichen Weg in die Ausgangsposition zurück und wiederholen Sie die Bewegung zur anderen Seite.

Es bedarf einiger Übung, nicht vollständig einzuatmen, bevor die Hände zum Himmel und zur Erde drücken. Synchronisieren Sie Atmung und Bewegung so, dass bei vollständiger, schneller Streckung Ihre Lunge immer noch etwas Luft aufnehmen kann. Und zwar ohne übermäßige Anstrengung und Anspannung. Achten Sie darauf, insgesamt nicht schneller als bei den anderen Übungen zu atmen.

Bei allergischer Belastung oder Erkältung sollten Sie die Bewegung 49-mal wiederholen. Bitte beachten Sie: Die Übung darf nicht bei Bluthochdruck oder Herzerkrankungen durchgeführt werden.

Wirkung: Diese Übung kräftigt die Lunge, fördert den Qi-Fluss in den Armen und kann bei Allergien und häufigen Erkältungen Linderung verschaffen. Da die Lunge nach Auffassung der chinesischen Medizin einen erheblichen Einfluss auf das Immunsystem hat, hat das Heben und Senken der Arme nicht nur einen Effekt auf die Atmung, sondern auch eine unterstützende Wirkung für die körpereigene Abwehr. Therapeutisch genutzt, sollte diese Übung über längere Zeit und 2- bis 3-mal täglich praktiziert werden. Ein weiterer Aspekt dieser Übung ist die positive Wirkung auf die Muskeln und Sehnen der Arme.

Hände aufstellen und Fäuste ballen

Das Yang-Qi stärken

- Nehmen Sie die Ausgangsposition ein.

- Heben Sie Ihre Arme langsam nach vorne hoch, bis auf Schulterhöhe, atmen Sie beim Heben der Arme zu 80 Prozent ein.

1 Stellen Sie mit einer raschen (!), kräftigen Bewegung Ihre Hände auf – die Handflächen zeigen nach vorne, die Fingerspitzen nach oben. Atmen Sie bei dieser ruckartigen Bewegung ebenso schnell und kräftig die restlichen 20 Prozent durch die Nase ein. Dann entspannen Sie sich und lassen Sie langsam Ihre Arme sinken. Atmen Sie langsam und gleichmäßig durch den Mund aus.

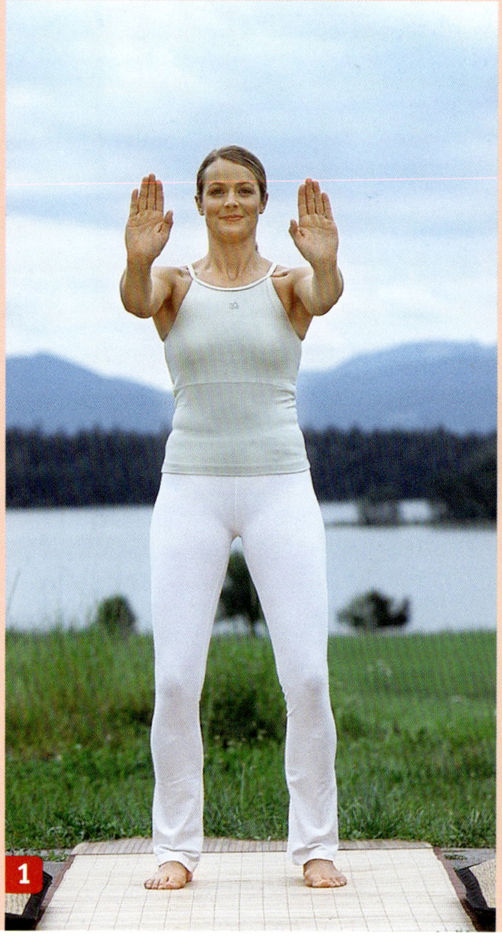
1

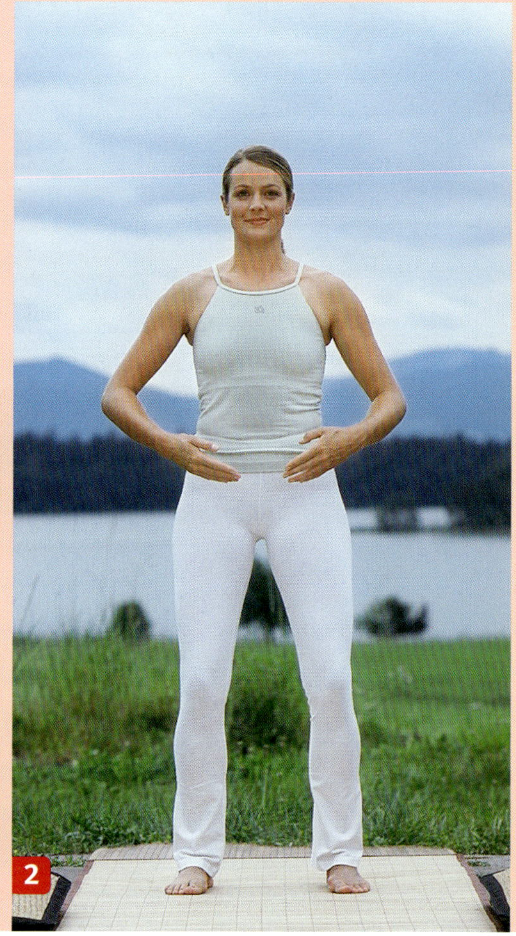
2

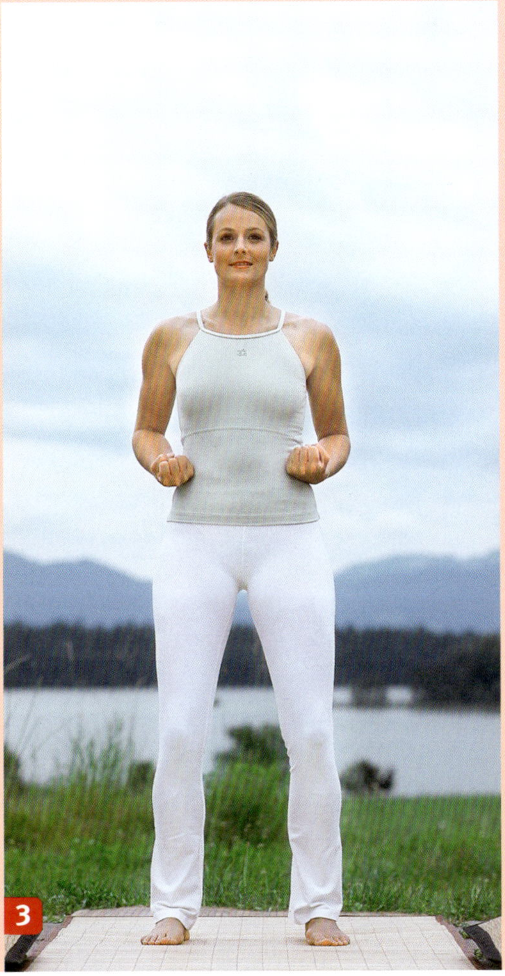

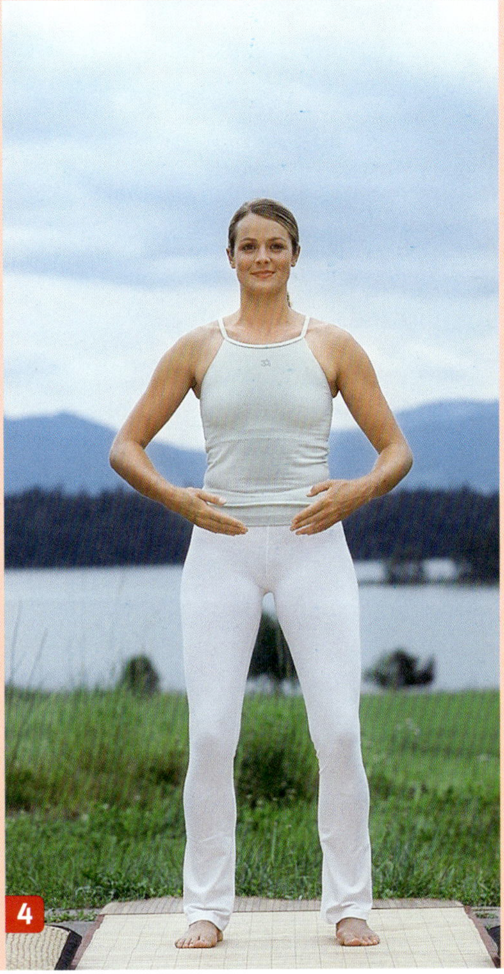

2 Am Ende von Bewegung und Ausatmen befinden sich die Handflächen vor dem unteren Dan Tian, ohne den Körper zu berühren.

3 Ziehen Sie kräftig und schnell Ihre Hände, die Sie zu Fäusten schließen, zu den Seiten Ihres Körpers. Atmen Sie dabei genauso schnell und kräftig wieder durch die Nase ein. Ihre Fäuste stehen auf Taillenhöhe, zeigen mit dem Faustinneren zu den Achselhöhlen. Die Daumen liegen auf den Mittelgliedern der Finger.

4 Entspannen Sie. Öffnen Sie langsam die Fäuste und lassen Sie die Hände vor das Dan Tian sinken. Atmen Sie langsam und gleichmäßig durch den Mund aus.

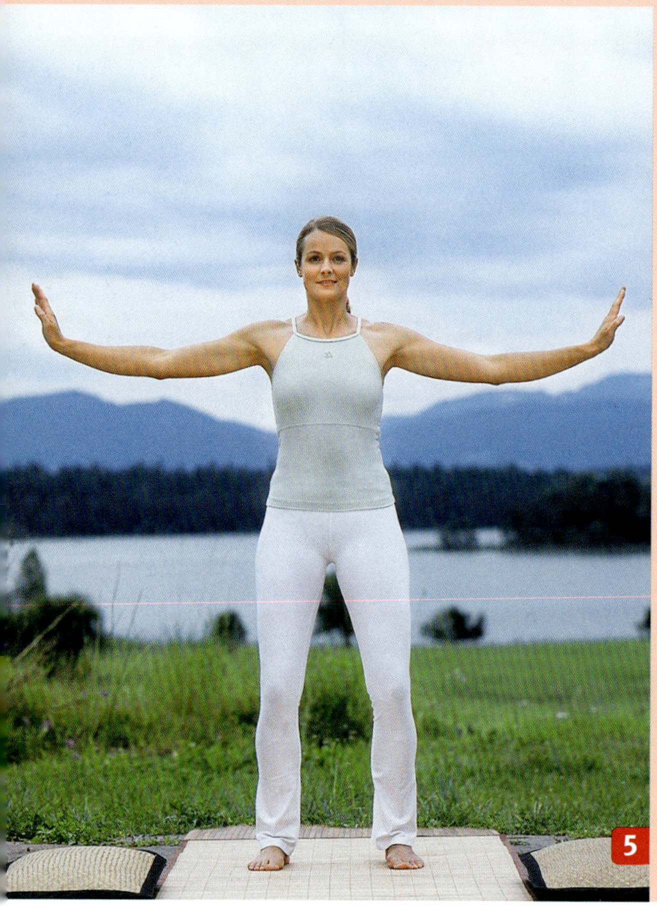
5

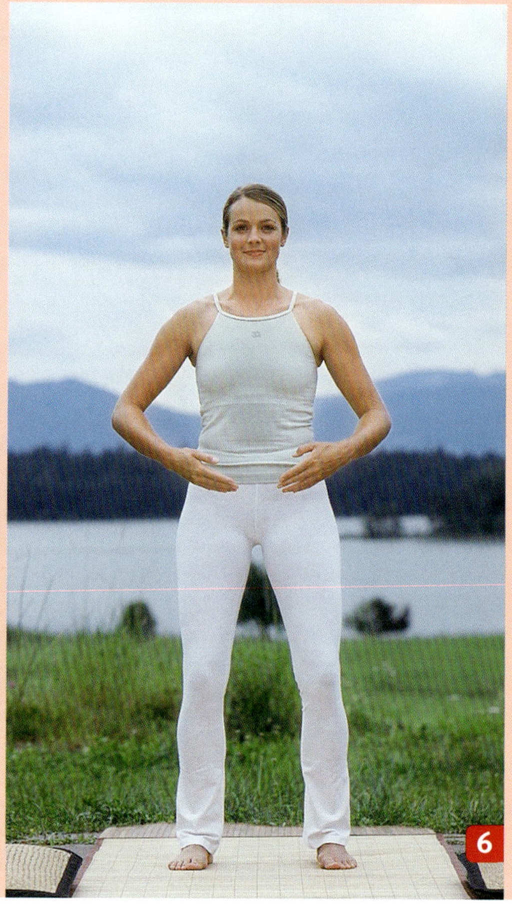
6

Führen Sie Bewegungen 1 bis 4 (siehe S. 84 f.) nun zur Seite aus.

5 Arme zur Seite heben – 80 Prozent einatmen, Hände aufstellen – 20 Prozent einatmen, entspannen

6 Arme sinken lassen – ausatmen.

7 Fäuste zur Seite ziehen – einatmen, entspannen.

8 Hände sinken lassen – ausatmen.

Führen Sie die Übung insgesamt 7-mal aus.

Eine Steigerung der Wiederholungsanzahl ist bei dieser Übung nicht unbedingt angebracht, da sie eine sehr starke Wirkung zeigt.

Wirkung: Ist Ihnen oft kalt?Fühlen Sie sich schwach? Dann könnte diese Übung genau das Richtige für Sie sein. Sie wirkt anre-

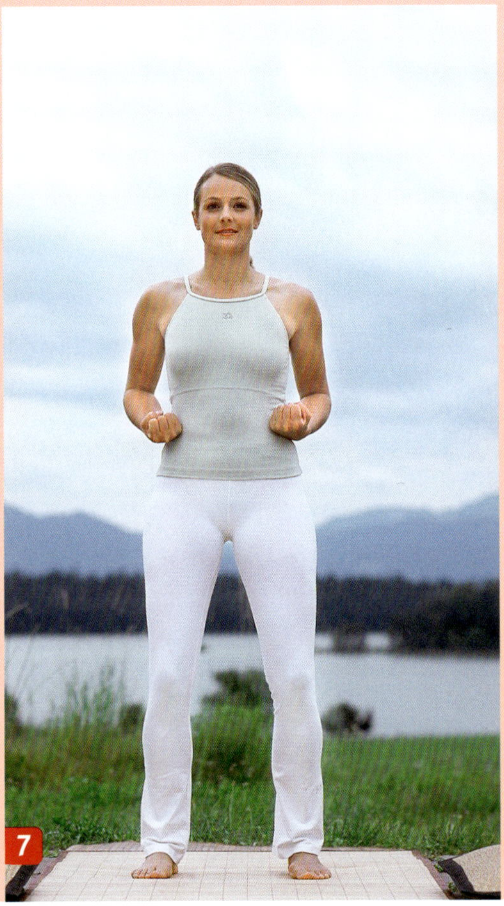

7

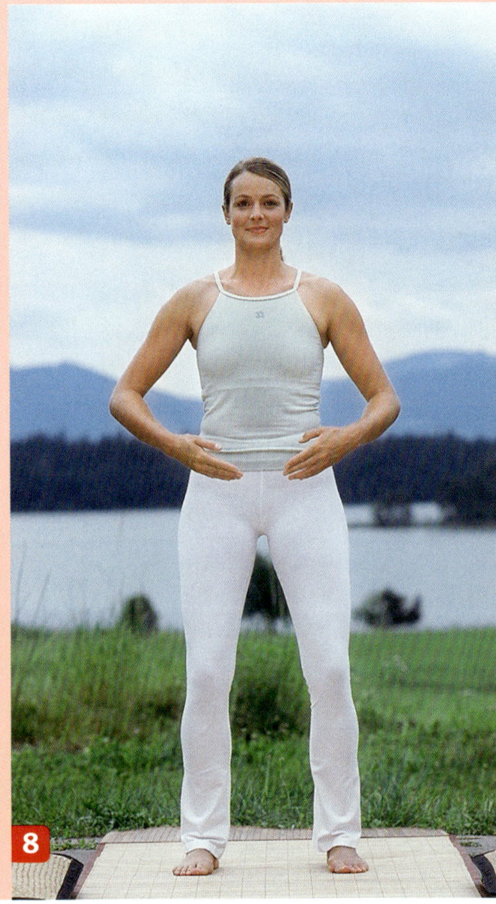

8

gend und kräftigend auf Blut und Qi und treibt das Qi in die Extremitäten.

Stellen sich bei der Durchführung Kopfschmerzen oder Schwindel ein, achten Sie auf die folgenden Punkte:

- Stimmt die Haltung?
- Ist der Schultergürtel entspannt?
- Sind die Schultern beim Einatmen unten?
- Ist das Aus- und vor allem das Einatmen korrekt?
- Atmen Sie vielleicht zu kräftig/zu tief ein und zu stark aus?
- Atmen Sie zu schnell?
- Verspannen Sie sich beim Aufstellen Ihrer Hände?
- Bleiben Brust und Bauch locker?

Wenn Sie diese Punkte durchgehen und entsprechend korrigieren, sollten sich die Unannehmlichkeiten auflösen. Treten auch weiterhin Befindlichkeitsstörungen auf, sollten Sie diese Übung vermeiden.

Kopf und Schulter lockern

Den Qi-Fluss anregen

● Begeben Sie sich aus der Ausgangsposition heraus in einen Ausfallschritt. Das linke Bein ist gebeugt und belastet, das rechte Bein ist gestreckt. Beide Füße berühren mit der gesamten Sohle den Boden; dabei kann der hintere Fuß etwas nach außen gedreht werden (maximal 45 Grad). Sie stehen stabil und sicher. Das vordere Knie sollte nicht über die Zehenspitzen hinausragen. Von vorne betrachtet sollten die Fersen Ihrer Füße einen schulterbreiten Abstand haben. Das Becken und der Oberkörper sind nach vorne gerichtet.

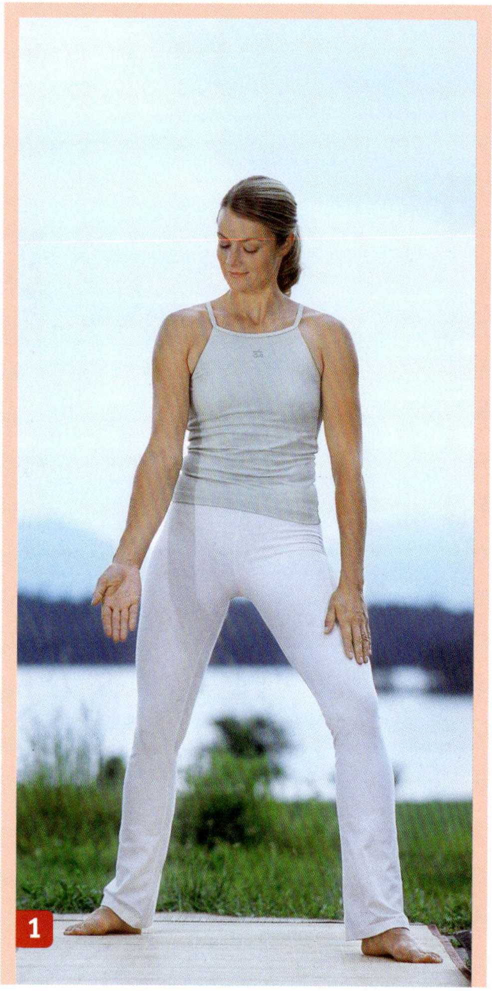

1 Die linke Hand ruht auf Ihrem linken Oberschenkel, der rechte Arm hängt locker zur rechten Seite herab.

2 Beschreiben Sie nun langsam mit dem ausgestreckten rechten Arm einen großen Kreis nach vorne, oben, hinten und unten. Folgen Sie dabei mit Ihrem Blick der offenen rechten Hand. Lassen Sie Ihren Kopf ebenso leicht und mühelos wie Ihren Arm kreisen.

● Arm und Hand drehen sich auf natürliche Weise: Ist die Hand bei der Bewegung nach vorne oben mit der offenen Handfläche himmelwärts gerichtet, dreht sie sich am höchsten Punkt zum Körper, bei der Abwärtsbewegung erdwärts und wieder nach vorne. Die Bewegung des Kopfs erfolgt aus der Halswirbelsäule.

● Halten Sie Ihre Schultern locker.

● Wechseln Sie nach insgesamt sieben Bewegungen zur anderen Seite und führen Sie die Schritte 1 und 2 mit der rechten Seite aus, wobei natürlich der linke Arm kreist und die rechte Hand auf dem rechten Oberschenkel ruht.

Atmen Sie natürlich und gleichmäßig ein und aus. In Verbindung mit der Bewegung können Sie beim Heben des Arms nach vorne ein- und beim Senken nach hinten und unten ausatmen.

Wirkung: Diese Übung macht die Meridiane in den Händen und den Armen durchlässig und löst darüber hinaus Verspannungen im Schulter-Nacken-Bereich. Führen Sie die Übung bei erhöhtem Blutdruck nicht allzu oft aus.

Sollte ein Schwindelgefühl auftreten, versuchen Sie, die Übung fortzusetzen, indem Sie Ihren Kopf ruhig und Ihren Blick nach vorne gerichtet halten. Beschreiben Sie die Kreise lediglich mit Ihrem Arm.

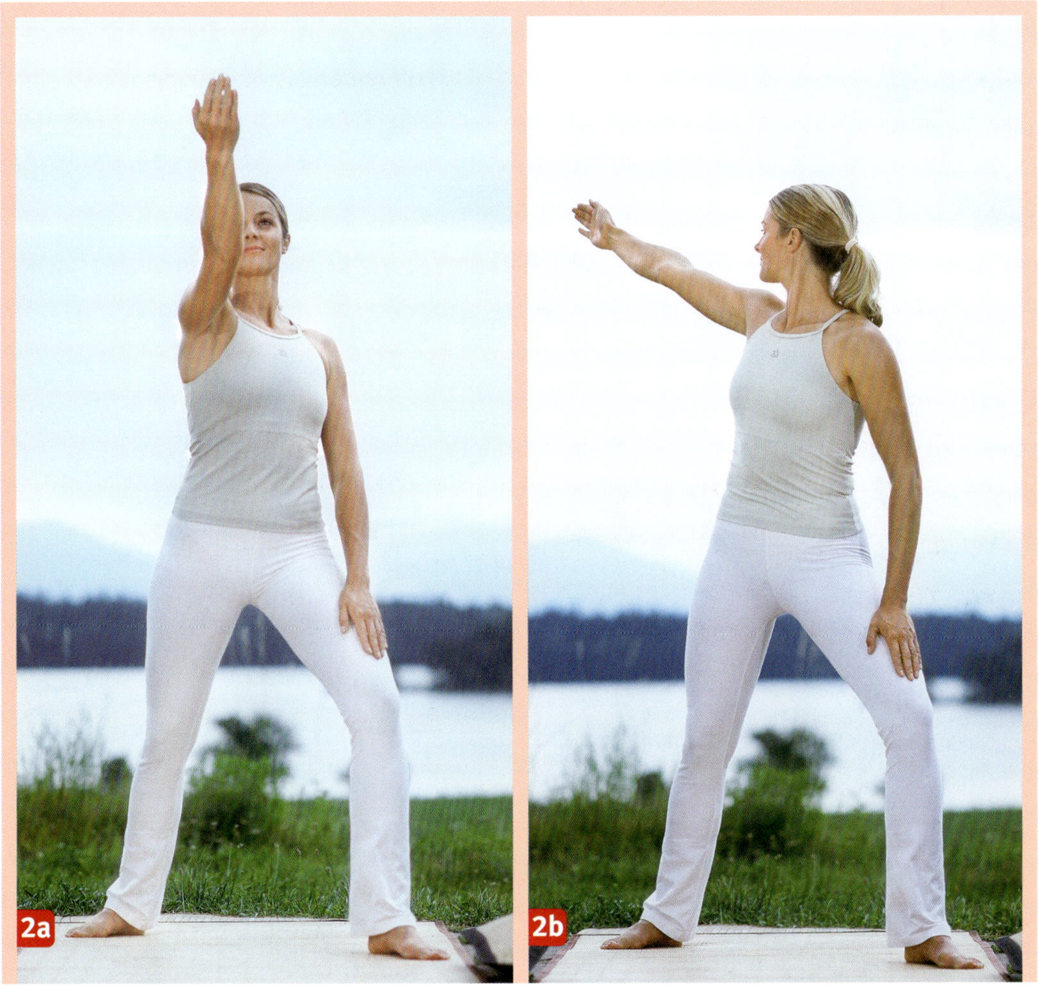

Einen großen Kreis beschreiben

Stoffwechsel anregen und Nieren stärken

1 Stellen Sie Ihre Füße zusammen und legen Sie Ihre Hände in Bethaltung vor der Brust zusammen, ohne dass sie den Körper berühren.

2 + **3** Bewegen Sie langsam Ihre Hände nach oben. Beschreiben Sie einen großen Kreis nach links und dann nach unten zu den Füßen, wobei Sie leicht in die Hocke gehen. Halten Sie Füße und Knie geschlossen. Bewegen Sie Ihre Hände zur linken Seite, drücken Sie Ihr Becken sanft nach rechts. So entsteht eine gegenläufige Bewegung der Arme und des Beckens.

4 Setzen Sie diese Bewegung nach rechts und nach oben fort.

- Wiederholen Sie die Kreisbewegung nach links noch 6-mal, kehren Sie in die ursprüngliche Haltung zurück und beginnen Sie nach kurzem Innehalten mit der Bewegung zur anderen Seite.

- Sobald die Hände bei der Kreisbewegung der Arme auf Augenhöhe sind, schauen Sie zu den Händen und folgen diesen bei der

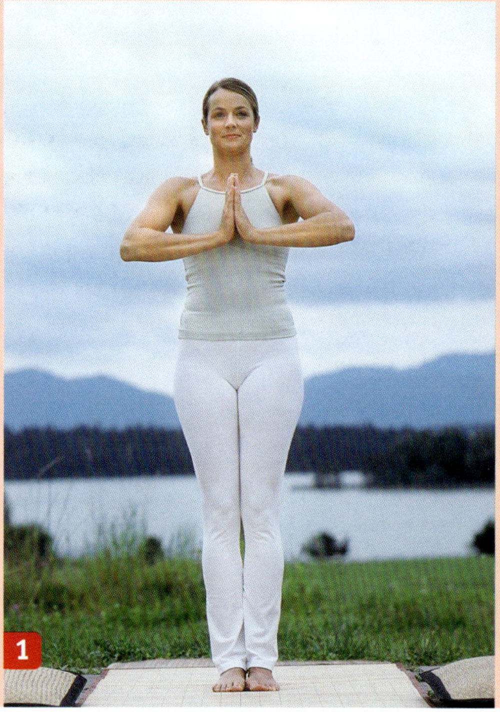
1

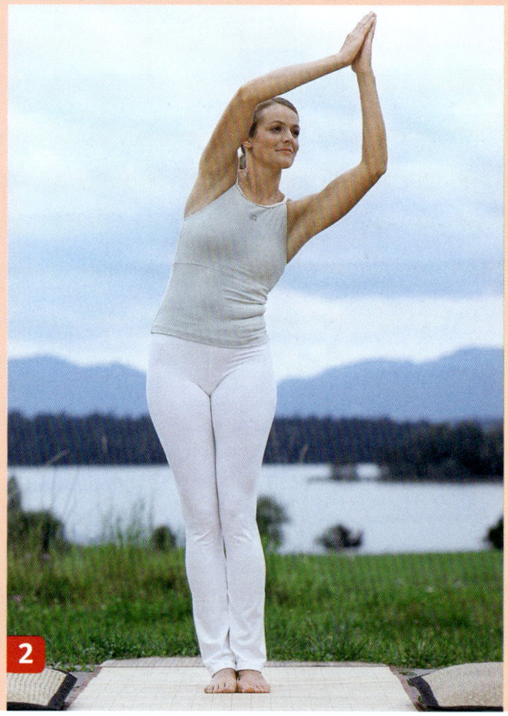
2

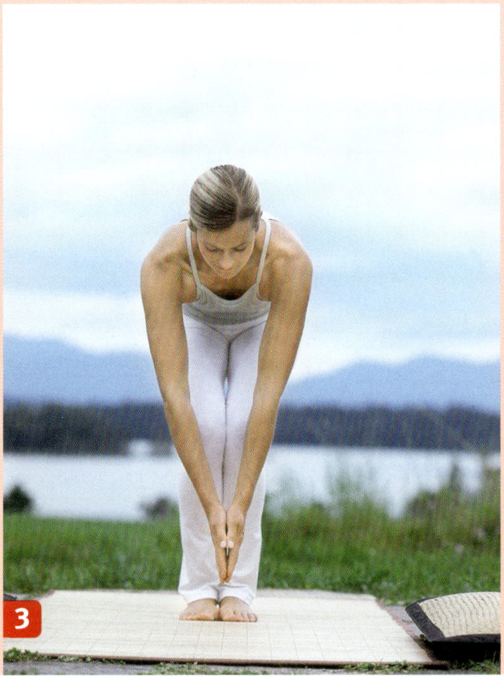

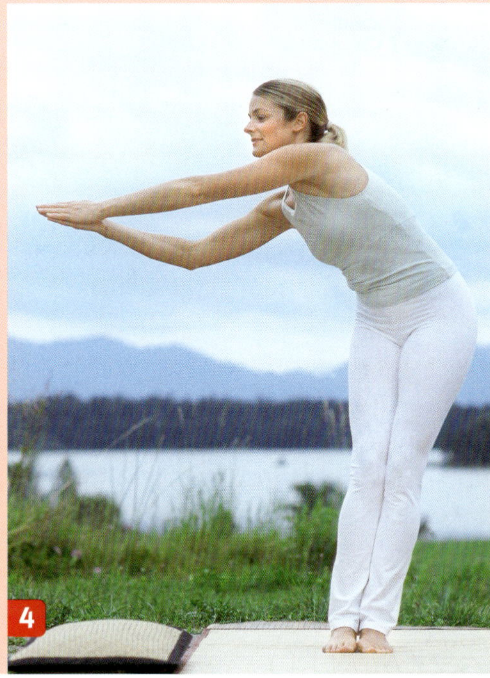

Bewegung abwärts und aufwärts zur anderen Seite. Wieder auf Augenhöhe angelangt, führen Sie die Hände weiter nach oben, während der Blick sich von ihnen löst und natürlich nach vorne gerichtet wird.

Die Atmung verläuft ruhig, gleichmäßig und natürlich. In Verbindung mit der Bewegung können Sie beim Heben der Hände nach oben ein-, in der ersten Kreishälfte ausatmen und in der zweiten Kreishälfte wieder einatmen. Halten Sie zwischen den Richtungswechseln für zwei Atemzüge in der Ursprungshaltung inne.

Führen Sie die Bewegung 7-mal zu jeder Seite aus.

Wirkung: Diese Übung lockert und kräftigt den Rücken, Becken und Beine, regt den Stoffwechsel an und kann beim Abnehmen helfen. Auch wird die Wirbelsäule mobilisiert. Bitte beachten Sie: Die Übung darf nicht bei Bluthochdruck und Herzerkrankungen durchgeführt werden.

Mein Rat

Führen Sie die Kreisbewegung 36-mal zu jeder Seite als unterstützende Übung beim Abnehmen aus. Halten Sie Ihren Rücken immer gerade, auch wenn Sie in die Hocke gehen.

Auf- und absteigen

Den Dreifachen Erwärmer regulieren

- Nehmen Sie die Ausgangsposition ein. Um die Wirkung der Übung etwas zu verstärken, können Sie Ihre Füße ein wenig breiter aufstellen und die Knie etwas mehr beugen. Die Knie sind dann stärker nach außen gedreht, sodass die Kniescheiben in die gleiche Richtung wie Ihre Zehen zeigen.

1 Halten Sie Ihre Hände mit den Handflächen zum Körper gewandt; eine Hand auf Höhe des Kehlkopfs, die andere Hand auf Höhe des Unterbauchs. Dabei ist unerheblich, welche Hand sich oben und welche sich unten befindet. Die Handinnenflächen sind ca. eine Handbreit vom Körper entfernt.

- Bewegen Sie die obere Hand langsam nach unten und die untere Hand langsam nach oben. Führen Sie die aufwärts gleitende Hand vor der sich nach unten bewegenden Hand weiter nach oben. Setzen Sie die Bewegung, einem Paternoster gleich, fort. Die obere Hand sinkt stets nah am Körper, die untere Hand steigt gleichzeitig etwas weiter vom Körper entfernt nach oben. Von der Seite betrachtet zeichnen die Hände einen flachen Kreis. Die Atmung ist ruhig, gleichmäßig und natürlich fließend wie die Bewegung.

Variante

- Fühlt sich Ihr Kopf voll oder schwer an, halten Sie die obere Hand auf Höhe des Yin Tang und die untere auf Höhe des Hui Yin.

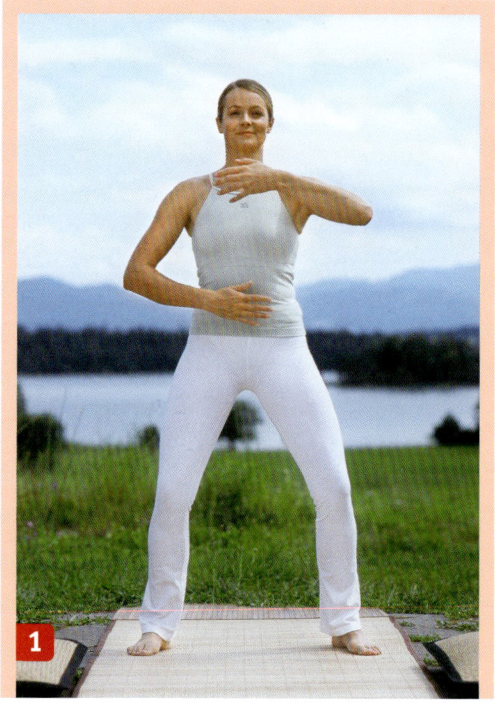

1

- Mit einer Handbewegung nach unten kann das Qi ebenfalls nach unten geführt werden. Spannungen im Kopf oder im Oberkörper können sich auf diese Weise lösen. Verspüren Sie bei der Ausführung Schwindel oder Kälte, beenden Sie die Übung. Dann ist es für Sie eventuell wohltuender, die Hände in umgekehrter Weise zu bewegen: Die körpernahe Hand bewegt sich nach oben, die körperferne nach unten.

Führen Sie die Übung 14-mal aus.

Wirkung: Die Übung hilft bei Verdauungsproblemen und Stagnation im Darmbereich. Sie fördert den Qi-Fluss im Dienergefäß. Vorsicht, sie wirkt blutdrucksenkend.

Die Wolken bewegen

Die Lunge stärken, den Qi-Fluss in den Meridianen unterstützen

- Beginnen Sie in der Ausgangsposition, wobei die Füße eineinhalb Fußlängen voneinander entfernt stehen sollten.

2 Heben Sie den linken Arm nach vorne bis auf Schulterhöhe; drehen Sie die Hand so, dass die Handfläche nach links zeigt. Heben Sie den rechten Arm bis auf Höhe des Unterbauchs und schieben Sie Ihre rechte Hand, Handfläche nach links weisend, nach links, bis sie unterhalb der linken Hand steht.

- Verlagern Sie langsam Ihr Gewicht auf das linke Bein, wobei Sie beide Arme ein kleines Stück zur linken Seite bewegen – so als würden Sie eine große Wolke nach links schieben. Drehen Sie dabei Ihren Oberkörper etwas in der Taille.

- Tauschen Sie die Armposition: Der rechte Arm geht nach oben, der linke nach unten; die Handflächen zeigen nach rechts. Schieben Sie nun die Wolke langsam nach rechts und verlagern Sie dabei Ihr Gewicht kontinuierlich auf das rechte Bein. Drehen Sie den Oberkörper aus der Taille heraus von links nach vorne und weiter nach rechts.

- Nachdem Sie auf der rechten Seite angekommen sind und wieder die Position der Arme getauscht haben, setzen Sie die Bewegung (ab der Gewichtsverlagerung) fort.

- Schließen Sie die Übung ab, indem Sie Ihr Gewicht gleichmäßig auf beide Beine verlagern, in der Mitte zur Ruhe kommen und langsam Ihre Arme sinken lassen.

Atmen Sie ruhig und gleichmäßig zu einer Seite ein, zur anderen aus. Halten Sie Ihren Atem in keiner Phase der Bewegung an.

Führen Sie die Bewegung 7-mal zu jeder Seite aus.

Wirkung: Diese Übung hat einen äußerst positiven Effekt auf die Lunge, kräftigt die Beine und ist hilfreich bei Schulter- und Rückenbeschwerden. Sie öffnet alle Meridiane und fördert die allgemeine Gesundheit.

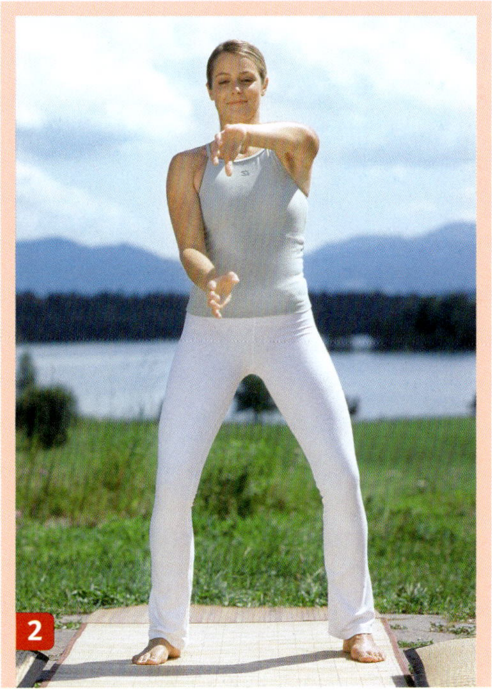

Die Arme heben und senken (1)

Herz- und Nieren-Qi in Einklang bringen

- Begeben Sie sich wieder in die Ausgangsposition, die Arme hängen locker an den Seiten herab.

- Richten Sie Ihre Aufmerksamkeit wieder auf die Handflächen.

1 Heben Sie langsam beide Arme nach vorne hoch, bis auf Brusthöhe. Strecken Sie die Beine etwas durch.

2 Senken Sie nun ebenso langsam Ihre Arme wieder, bis auf Höhe des Unterbauchs, ohne sie zu den Seiten zurückzuführen. Beugen Sie die Knie wieder ein wenig mehr. Beim Heben und Senken der Arme sind die Handflächen auf Ihre Fußrücken gerichtet – die linke Handfläche zum linken Fußrücken und entsprechend die rechte Handfläche zum rechten Fußrücken. Dabei »leuchten« die Lao-Gong-Punkte beider Hände zu Ihren Füßen.

- Verbinden Sie die Ausführung mit Ihrer Atmung: Heben – einatmen, Senken – ausatmen.

Übungserweiterung

Erweitern Sie die Übung anschließend um ein Detail:

- Schaukeln Sie beim Heben und Senken der Arme leicht vor und zurück. Die Bewegung ist so minimal, dass sich die Fußsohlen dabei nicht vom Boden lösen.

- Verlagern Sie Ihr Gewicht beim Armeheben etwas nach vorne, beim Armesenken etwas nach hinten.

- Behalten Sie in jeder Phase der Bewegung einen sicheren Stand; Zehen und Fersen bleiben stets in Kontakt mit dem Boden.

Wiederholen Sie die gesamte Bewegung 49-mal.

Wirkung: Die Übung stärkt Ihre konstitutionelle Kraft und hat eine ausgleichende Wirkung auf Ihren Geist. Sie ist besonders hilfreich zum Beispiel bei innerer Unruhe oder Lampenfieber.

Mein Rat

- Drücken Sie Ihre Arme nicht durch. Die Ellbogengelenke sind immer etwas gebeugt, die Handgelenke und die Schultern bleiben locker.
- Zu Beginn der Übung sollten Sie hin und wieder kontrollieren, ob Ihre Handflächen auch tatsächlich zu Ihren Fußrücken zeigen. Hilfreich ist hier die Vorstellung, dass Handflächen und Fußrücken durch ein elastisches Band miteinander verbunden sind.

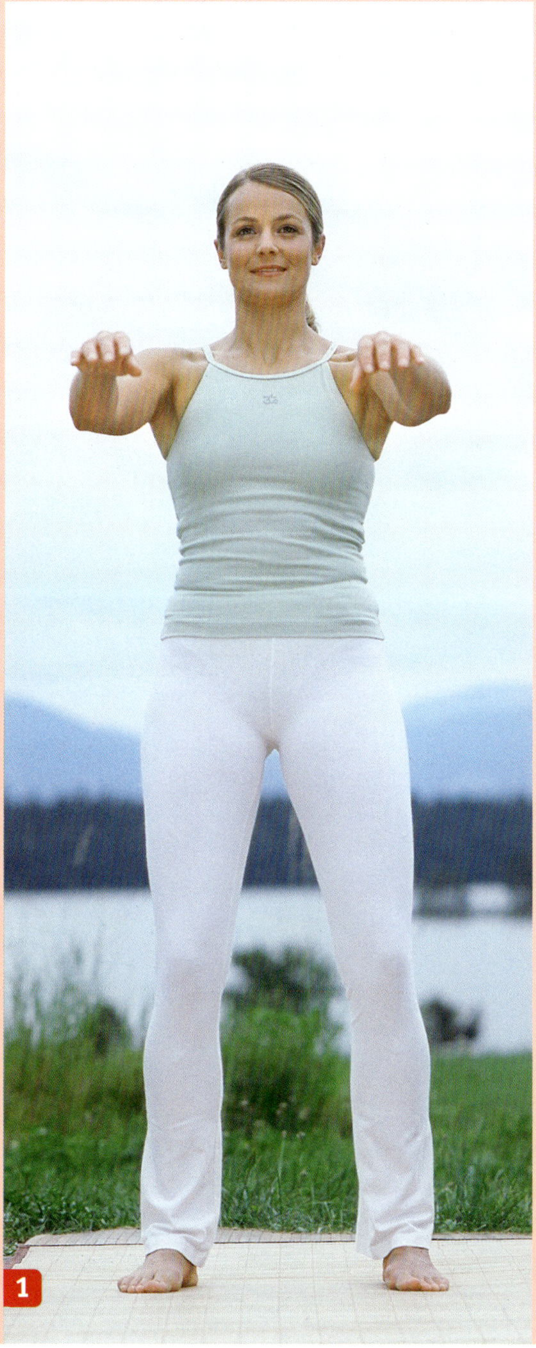
1

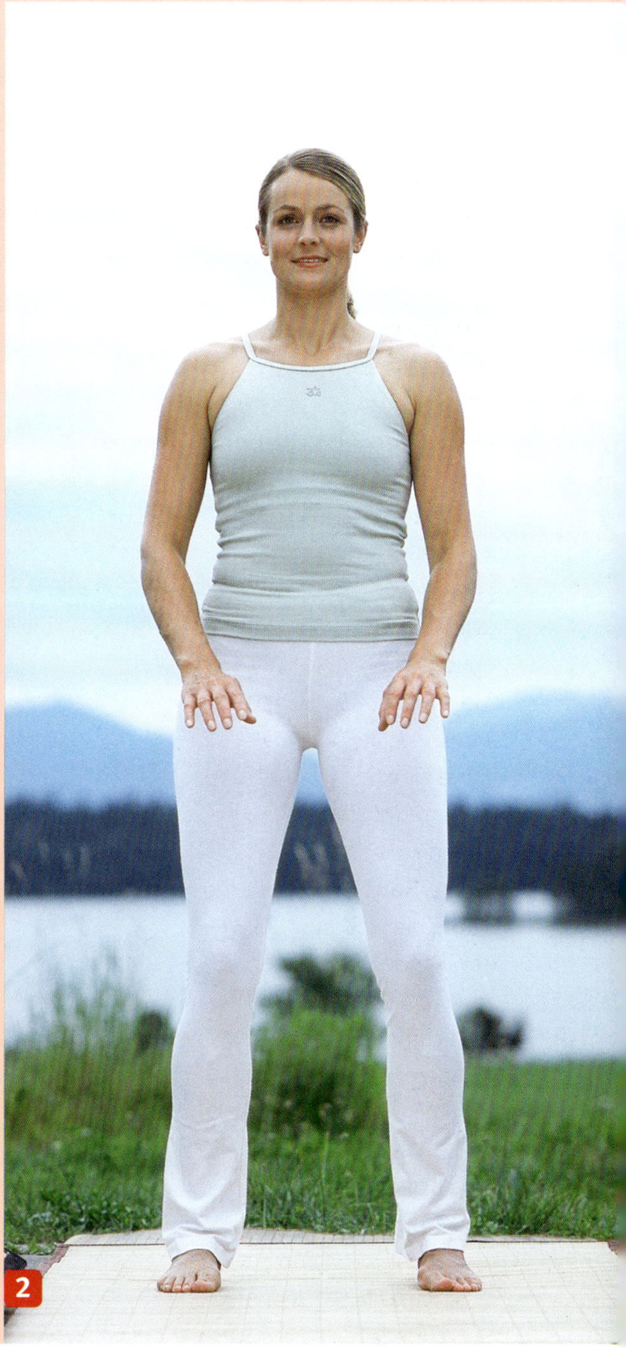
2

Die Arme heben und senken (2)

Blockaden lösen, den Qi-Fluss fördern

1 Beginnen Sie in der Ausgangsposition. Heben Sie Ihre Arme langsam bis auf Brusthöhe nach vorne, Handflächen zum Boden gerichtet. Halten Sie Ihre Handgelenke dabei locker, ohne die Hände hängen zu lassen.

- Nehmen Sie das Yin-Qi der Erde durch die Handflächen auf. Strecken Sie bei der Aufwärtsbewegung der Arme leicht Ihre Beine, ohne die Knie durchzudrücken. Verlagern Sie dabei Ihr Gewicht ein wenig nach vorne in Richtung Zehenballen, ohne die Fersen vom Boden zu lösen (siehe auch die Angaben auf S. 94).

- Lassen Sie Ihre Arme auf dem gleichen Weg wieder nach unten sinken, die Hände üben dabei einen sanften Druck Richtung Boden aus. Negatives, krankhaftes Qi verlässt bei dieser Bewegung durch die Punkte Sprudelnde Quelle an der Fußsohle den Körper und verflüchtigt sich in die Erde.

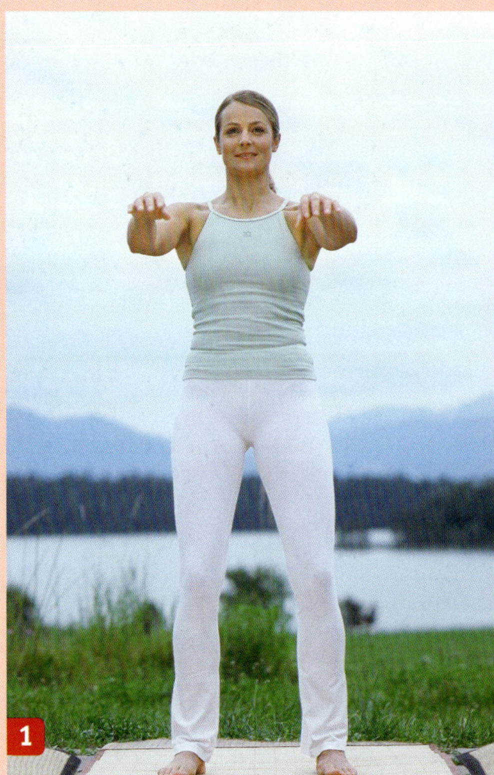

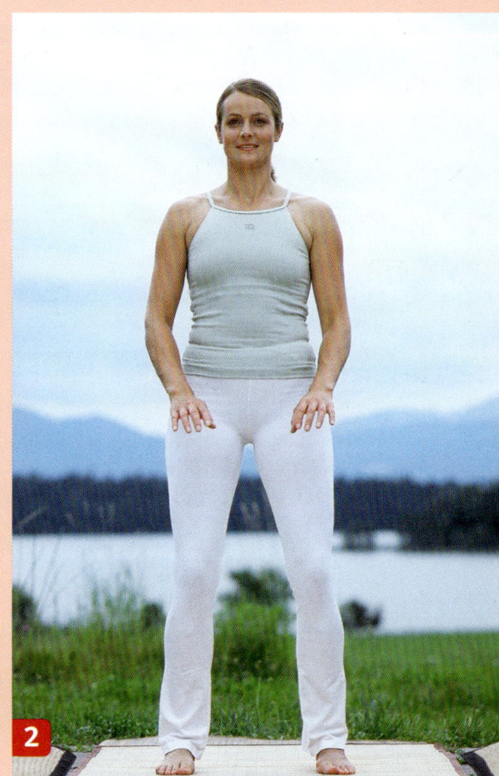

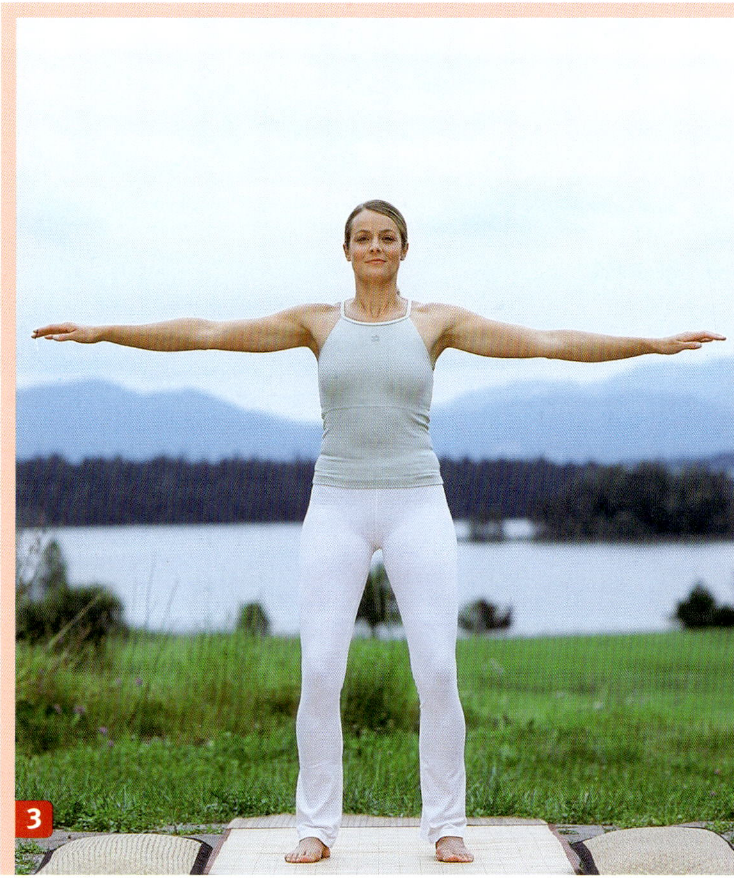

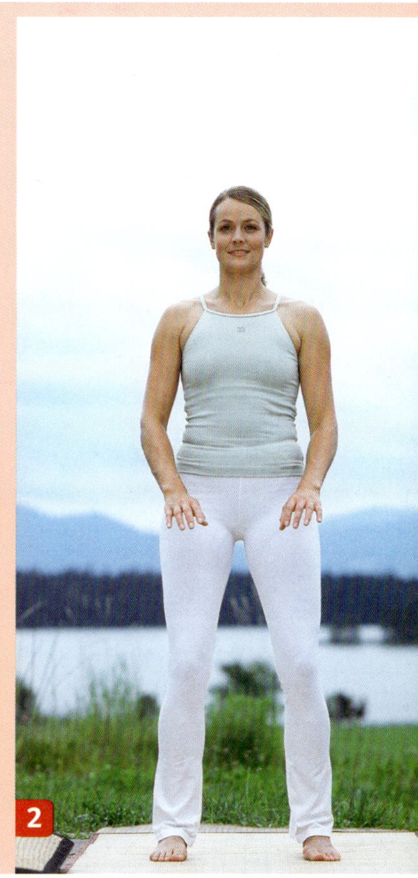

- Geben Sie beim Senken der Arme wieder etwas in den Knien nach; verlagern Sie Ihr Gewicht ein wenig Richtung Ferse bzw. auf den gesamten Fuß.

2 Entspannen Sie am Ende der Abwärtsbewegung Ihrer Hände die Handgelenke und führen Sie die Handflächen gleichmäßig Richtung unteres Dan Tian.

3 Heben und senken Sie nun auf die gleiche Weise Ihre Arme zur Seite.

- Die Bewegung wiederholt sich anschließend (von Abbildung 1 beginnend). Mit etwas Routine können Sie Ihre Atmung wieder, ohne größere Probleme, mit der Bewegung synchronisieren: Arme heben – einatmen, Arme senken – ausatmen.

Die Übung insgesamt 7-mal wiederholen.

Wirkung: Die Bewegung löst allgemeine Stagnationen und Blockaden, bringt das Qi zum Fließen und leitet negatives Qi aus.

Dem Qi-Fluss folgen (1)

Körper und Geist klären

1 Beginnen Sie in der Ausgangsposition. Heben Sie Arme und Hände diagonal zur Seite, bis auf Brusthöhe. Die Schultern unten und locker lassen. Stellen Sie sich vor, beim Heben der Arme Yin-Qi der Erde durch die Handflächen aufzunehmen.

- Haben die Hände Brusthöhe erreicht, verharren Sie einen kurzen Moment, dann drehen Sie langsam Ihre Handflächen nach oben. Nehmen Sie das Yang-Qi des Himmels durch Ihre Handflächen auf.

2 Nachdem Sie auch in dieser Position kurz verharrt haben, bewegen Sie Ihre Handflächen zum Yin Tang. Die Hände berühren nicht die Stirn. Halten Sie für einen Moment (ca. 2 Sekunden) inne und »leuchten« Sie mit den Lao Gong beider Hände zu dem Bereich zwischen den Augenbrauen.

3 Heben Sie Ihre Ellbogen an, bis die Unterarme parallel zum Boden stehen. Dabei drehen Sie die Handflächen zum Boden.

4 Führen Sie Ihre Hände mit sanftem Druck nah vor dem Körper nach unten, bis Sie, auf Höhe des unteren Dan Tian angekommen, die Bewegung wieder von vorne beginnen.

- Stellen Sie sich vor, dass dabei das »schlechte« Qi nach unten, durch die Beine, in die Füße und durch den Punkt Sprudelnde Quelle tief in die Erde hinein geführt wird und sich auflöst. Aber wie sieht eigentlich schlechtes Qi aus? Unbestritten ist, dass die beschriebenen Übungen auch wirken, wenn wir uns nichts dabei vorstellen. Allerdings können unsere Gedanken die Wirkung einer Übung verstärken. Schlechtes Qi kann man sich im übertragenen Sinne als graue Wolke vorstellen oder als Verhärtung, gleich einer Schicht Eis, die sich kalt und starr in unserem Inneren gebildet hat. Es kann auch eine konkrete Missempfindung oder Krankheit sein, die unsere Lebensqualität einschränkt und von der wir uns lösen möchten. In jedem Fall aber sollte das, was man mit schlechtem Qi verbindet, aus dem Körper ausgeleitet werden: Die »graue Wolke« sinkt in die Erde, das Eis schmilzt und versickert, Missempfindungen und Krankheiten führt man ins Erdreich; das negative Qi verschwindet und macht Platz für neues, gesundes Qi.

Es empfiehlt sich, nach einer Weile des Übens die Atmung mit der Bewegung zu synchronisieren: Heben der Arme – einatmen, Bewegen der Hände zum Yin Tang – ausatmen, Heben der Ellbogen – einatmen, Senken der Hände – ausatmen.

Wiederholen Sie die Bewegung 7-mal; bei Bedarf bis auf 49-mal steigern.

Wirkung: Die Übung leitet negatives Qi aus, ist anregend, kühlend, blutdrucksenkend. Die Übung nicht bei Blutplättchenmangel und niedrigem Blutdruck ausführen.

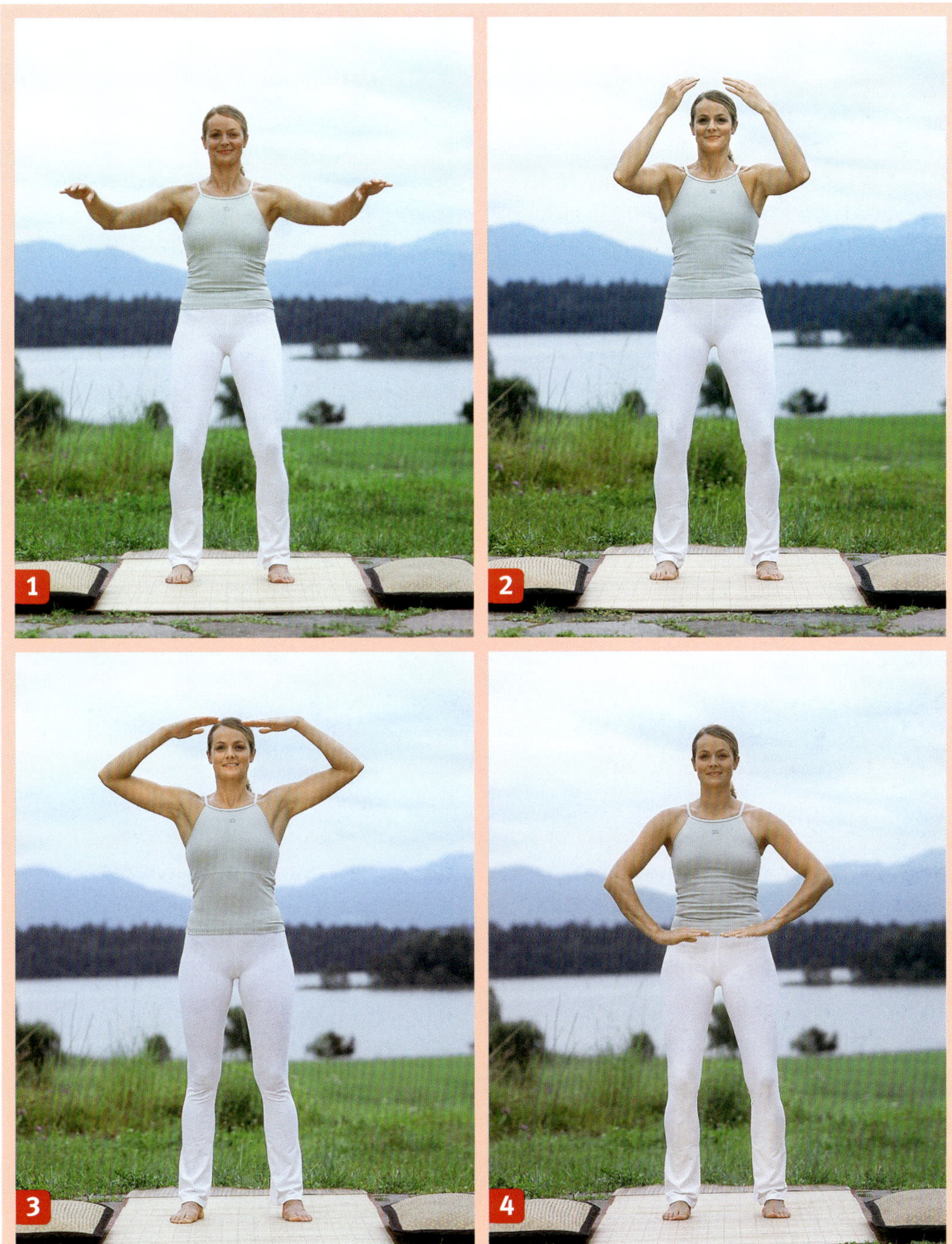
1
2
3
4

Dem Qi-Fluss folgen (2)

Körper und Geist kräftigen

1 Stehen Sie in der Ausgangsposition. Heben Sie Ihre Arme und Hände diagonal zur Seite, bis auf Brusthöhe. Die Schultern unten und locker lassen. Stellen Sie sich vor, beim Heben der Arme Yin-Qi der Erde durch die Handflächen aufzunehmen.

2 Bewegen Sie Ihre Hände langsam zum unteren Dan Tian. Drehen Sie Ihre Handflächen nach oben und heben Sie Ihre Hände nah am Körper hoch bis zur Brustmitte (mittleres Dan Tian), die Fingerkuppen sollten sich dabei nicht berühren. Strecken Sie Ihre Beine etwas, ohne die Knie durchzudrücken.

3 Wenden Sie Ihre Handflächen zum Körper und lassen Sie Ihre Hände bis zum unteren Dan Tian sinken. Beugen Sie wieder etwas Ihre Knie. Stellen Sie sich vor, dass dabei das »schlechte« Qi nach unten, durch die Beine, in die Füße und durch den Punkt Sprudelnde Quelle tief in die Erde hineingeführt wird und sich auflöst.

Auch bei dieser Übung ist es wichtig, sich zu Beginn nicht allzu sehr auf Details zu

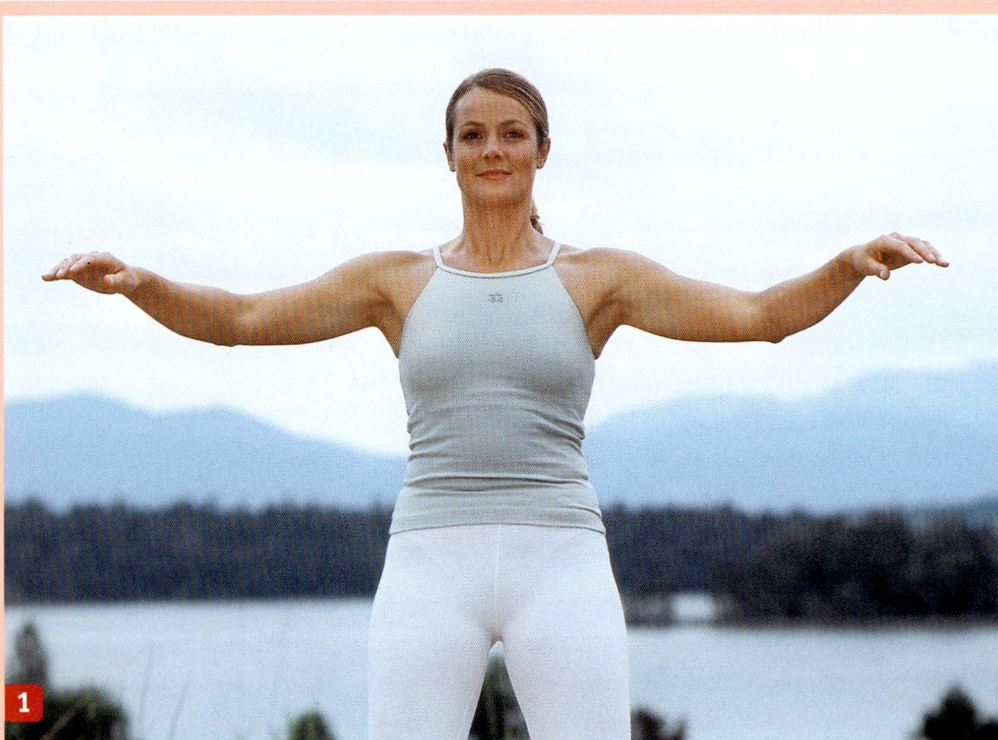

1

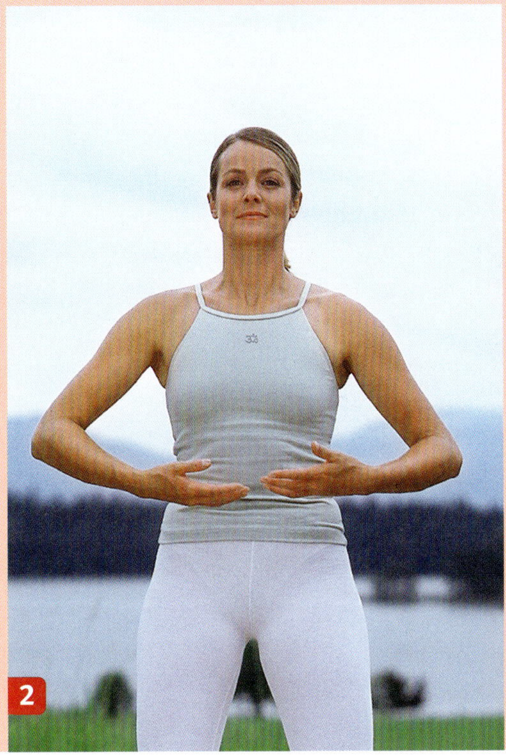

2

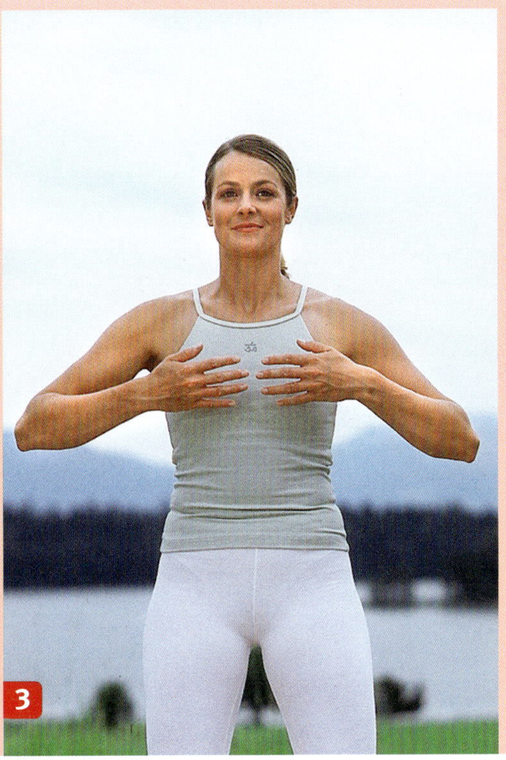

3

konzentrieren oder sich in Vorstellungen zu verlieren. Eine ruhige, gelassene Grundhaltung bei der Durchführung ist mehr wert als jedes übertriebene Bemühen, alles von Anfang an korrekt auszuführen. Eine Übung mit gewissen Vorstellungen zu verbinden ist sicherlich hilfreich, doch gerade zu Beginn des Übens nicht immer leicht. Die Praxis zeigt, dass sich eine positive Wirkung schon alleine durch das Üben der (korrekten) Bewegung einstellen kann.

Wiederholen Sie die Bewegung 7-mal; sie kann bei Bedarf auf 49-mal gesteigert werden.

Wirkung: Im Gegensatz zur vorhergehenden Übung, dem Qi-Fluss folgen (siehe dazu S. 98 f.), wirkt diese Abfolge blutdrucksteigernd, kann also auch bei Anämie (Blutarmut) oder Thrombozytopenie (Mangel an Blutplättchen) hilfreich sein. Sie sollte allerdings nicht bei hohem Blutdruck, Fülle- bzw. Druckgefühl in der Brust oder konkreten Herzproblemen angewendet werden. Gegebenenfalls kann sie bei nervösen Herzbeschwerden (Herzklopfen) oder stressbedingten Erscheinungen durch ihre beruhigende Wirkung wohltuend sein. Probieren Sie einfach aus, wie die Übung auf Sie wirkt.

Das Qi-Feld aufbauen

Qi mehren

- Begeben Sie sich in die Ausgangsposition, und kommen Sie zur Ruhe. Sie können für einen Moment die Augen schließen, atmen Sie tief durch die Nase ein und heben Sie dabei Ihre Schultern Richtung Ohren. Lassen Sie mit einem lauten Seufzer Ihre Schultern fallen. Wiederholen Sie diese Bewegung noch 2-mal und spüren Sie bei jedem erneuten Seufzer, wie die Last der alltäglichen Dinge von Ihnen abfällt. Atmen Sie danach ruhig und gleichmäßig durch die Nase ein und durch den Mund aus. Öffnen Sie Ihre Augen und beginnen Sie mit der eigentlichen Übung.

- Lassen Sie Ihre Arme locker hängen. Winkeln Sie Ihre Unterarme an, sodass Ober- und Unterarm im rechten Winkel zueinander stehen.

- Richten Sie Ihre Handflächen so aus, dass sie zueinander zeigen. Die Finger sind etwas gefächert, die Handflächen ganz leicht gerundet.

Mein Rat

Achten Sie auf die korrekte Haltung, halten Sie die Gelenke in angenehmer Spannung locker und atmen Sie ganz natürlich.

1 Richten Sie Ihre Aufmerksamkeit nun auf Ihre Handflächen. Halten Sie Ihren Blick nach vorne gerichtet. Bewegen Sie langsam Ihre Hände aufeinander zu, bis sich nur noch ein 2 Finger breiter Raum dazwischen befindet. Es mag anfänglich etwas schwierig sein, die Aufmerksamkeit gleichermaßen auf die linke wie die rechte Handfläche zu richten; strengen Sie sich dabei nicht allzu sehr an. Mit ein wenig Übung wird es von ganz alleine gehen.

2 Führen Sie Ihre Hände ebenso langsam wieder auf Schulterbreite auseinander. Wiederholen Sie nun diese einfache Bewegung. Atmen Sie natürlich und gleichmäßig: beim Öffnen der Arme ein und beim Schließen aus.

Es kann durchaus sein, dass Sie nach einer Weile Empfindungen wie Kribbeln, Wärme oder »Magnetismus« in den Händen spüren. Lassen Sie sich davon nicht irritieren oder ablenken, werten Sie es als positives Zeichen.

Sollten Sie selbst bei fortgesetzter Übung nichts spüren, kalte Hände oder verspannte Schultern bekommen, lassen Sie sich nicht entmutigen. Achten Sie vielmehr beim nächsten Mal darauf, die Grundposition genau einzunehmen und die Gelenke in den Schultern, Ellbogen und Händen etwas lockerer zu lassen.

Wiederholen Sie die Bewegung insgesamt 49-mal.

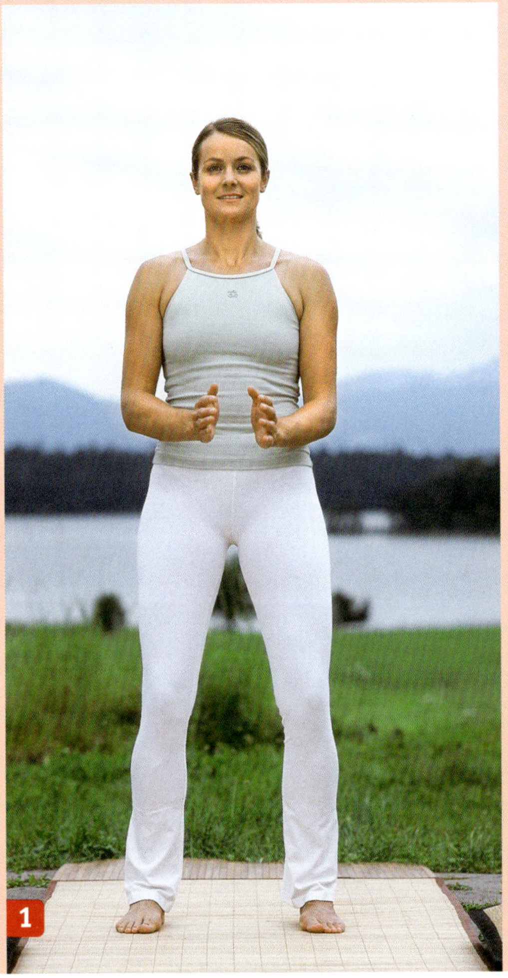

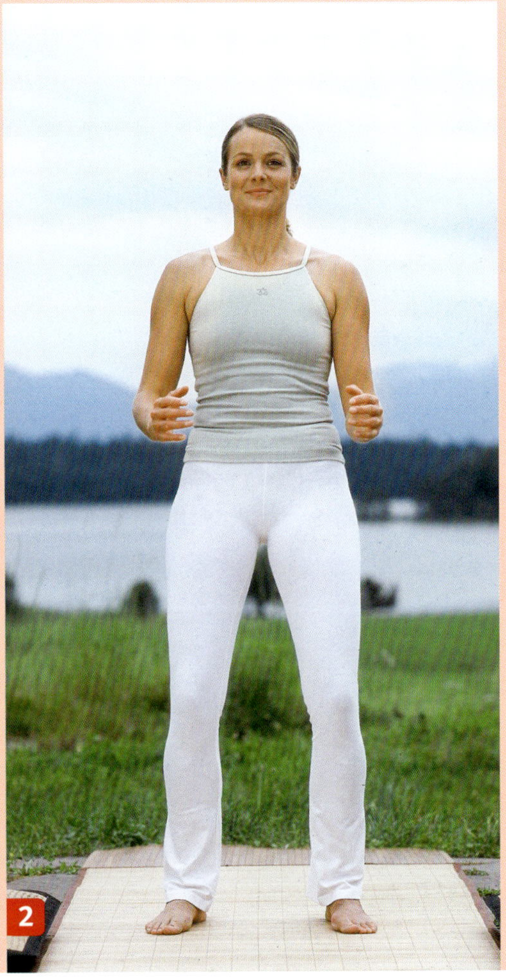

Variation

Versuchen Sie die Übung einmal in einer abgewandelten Form:

- Spannen Sie die Hände beim Ausatmen und Annähern etwas an und lassen Sie kurz vor dem Einatmen und Auseinanderführen die Spannung ein wenig aus den Händen entweichen.

Wirkung: Diese Übung löst Blockaden und regt den Blut- und Qi-Fluss an. Sie gleicht aus, stärkt die Vitalkraft und die Gesamtkonstitution wird verbessert. Sie ist wunderbar geeignet, das Qi spür- und erfahrbar zu machen. Sie bringt das Qi in die Hände und eignet sich daher hervorragend als Vorbereitung auf die Selbstmassage oder als Einstieg in eine Qi-Gong-Trainingseinheit.

Das Qi in den drei Dan Tian aufnehmen

Qi mehren und sammeln

Die letzten beiden Übungen bieten sich als Abschluss einer Trainingseinheit an, bevor *Öffnen und Schließen des Dan Tian* und *3-mal tief ein- und ausatmen* den Zyklus beenden (siehe S. 73 und 72).

- Stehen Sie in der Ausgangsposition mit geschlossenen Augen. Lassen Sie die zuvor ausgeführten Bewegungen auf sich wirken. Lenken Sie Ihre Aufmerksamkeit zum unteren Dan Tian und lassen Sie Ihren Atem gleichmäßig ein- und ausströmen.

1 Beginnen Sie nach einigen Momenten des ruhigen Verharrens damit, langsam die Arme diagonal nach vorne zu heben. Heben Sie Ihre Arme nur so weit an, bis Ihre Hände Bauchhöhe erreicht haben. Halten Sie Ihre Hände beim Heben locker.

- Stellen Sie sich nun vor, dass Sie mit Ihren Armen und Händen gutes, gesundes Qi umfassen. Da es in diesem Universum gesundes Qi im Übermaß gibt, können Sie sich so viel nehmen, wie Sie möchten.

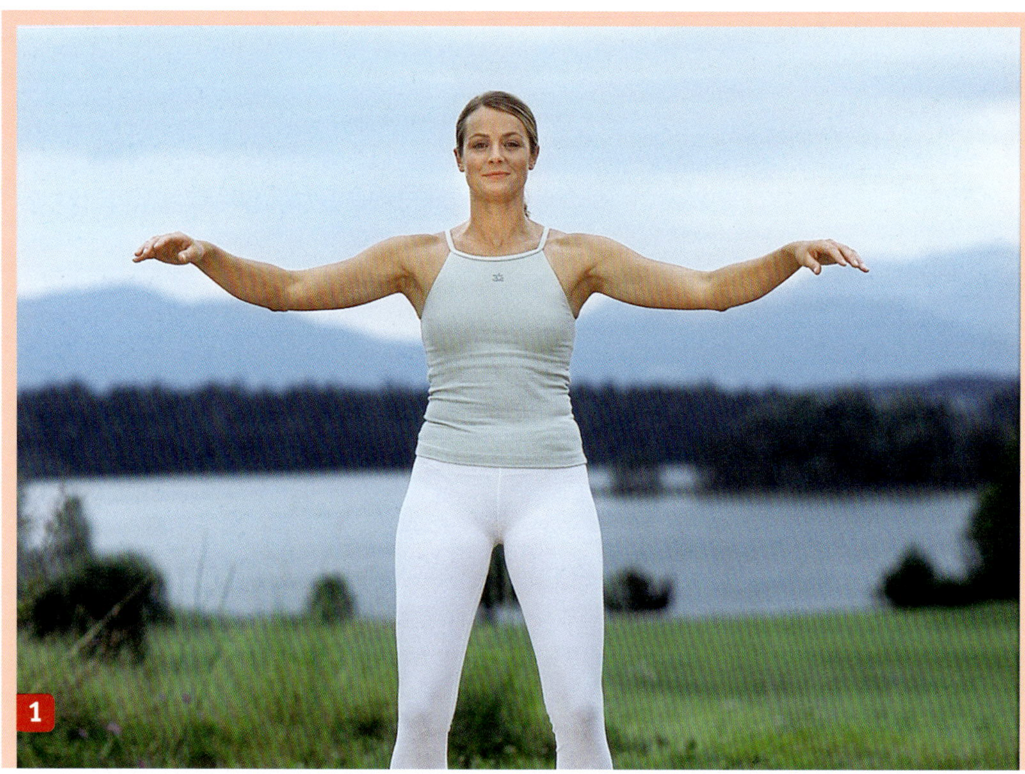

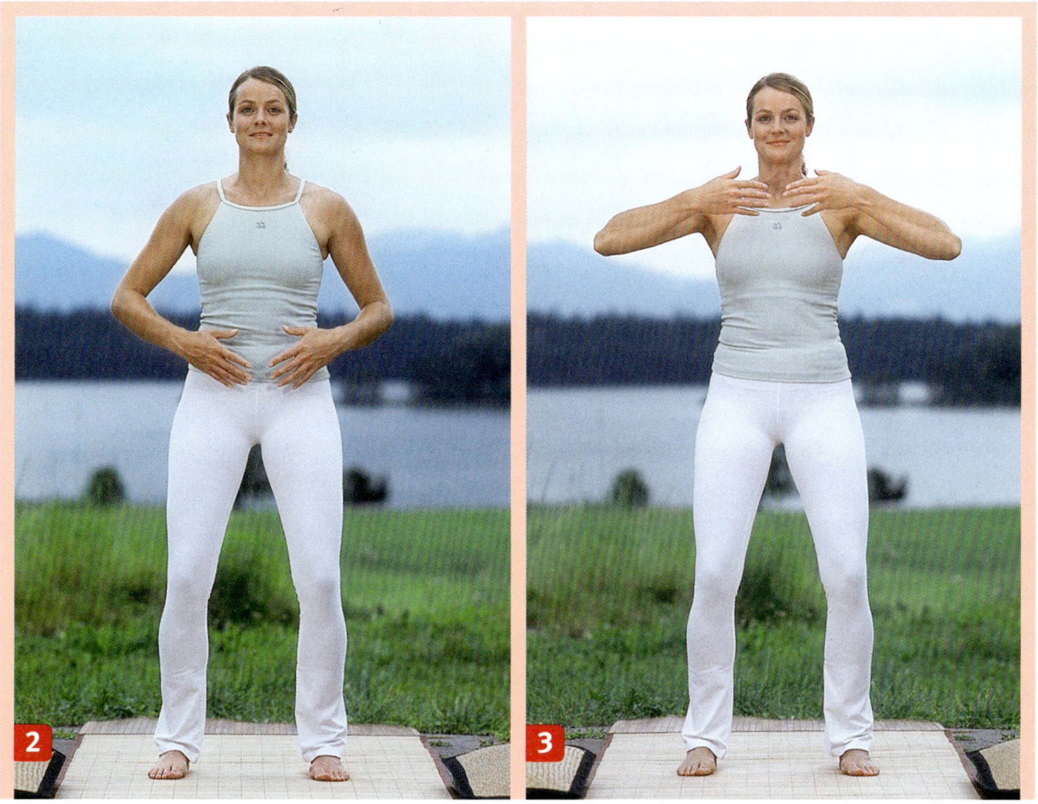

2 Spannen Sie Ihre Hände ganz leicht an und führen Sie dann dieses Qi langsam zu Ihrem unteren Dan Tian. Schieben Sie es förmlich in das Dan Tian hinein. Füllen Sie diesen Speicher der Vitalkraft mit Gesundheit und Lebenskraft auf.

- Lassen Sie Ihre Hände, kurz bevor sie Ihren Körper berühren, langsam sinken und wiederholen Sie gesamte Bewegung noch 2-mal.

Führen Sie die Bewegung nicht zu schnell aus, atmen Sie gleichmäßig und natürlich ein und aus. Atmen Sie beim Heben der Arme ein, beim Wenden der Hände zueinander aus. Atmen Sie beim Sammeln des Qi im Dan Tian ein und beim Senken der Hände aus.

3 Wiederholen Sie die gleiche Bewegung nun bis zum mittleren Dan Tian 3-mal. Für das mittlere Dan Tian heben Sie Ihre Arme und Hände bis auf Brusthöhe.

4 Führen Sie die gleiche Bewegung für das obere Dan Tian aus. Heben Sie Ihre Arme und Hände dafür bis auf Schulter-

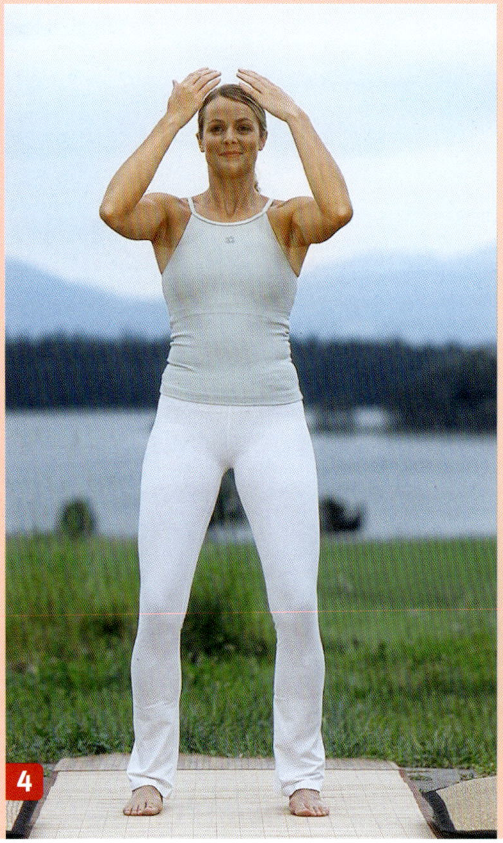

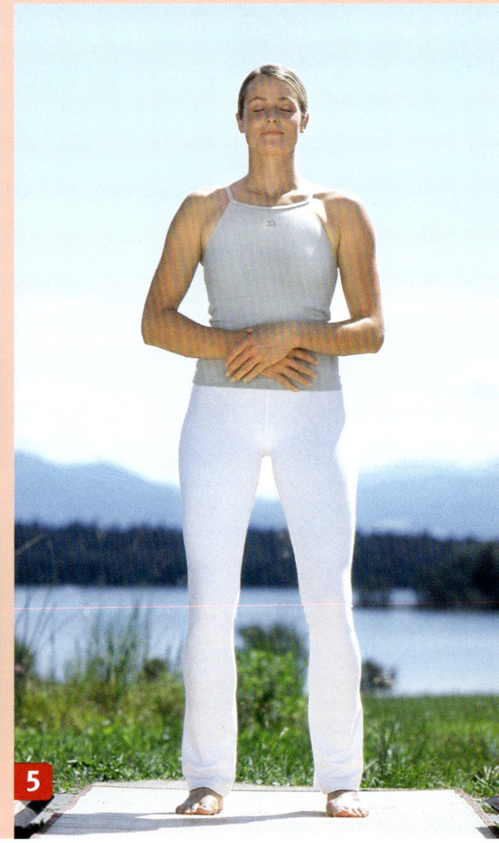

höhe an. Wiederholen Sie diese Bewegung noch 3-mal.

- Anschließend führen Sie 3-mal die Bewegung wieder zum unteren Dan Tian aus.

5 Verweilen Sie noch für die Dauer von 3 Atemzügen in der Ausgangsposition, Hände auf dem unteren Dan Tian, bevor Sie die Übung beenden.

- Stehen Ihre Hände nach Einsammeln des Qi auf Höhe des entsprechenden Dan Tian knapp vor dem Körper, verharren Sie kurz in dieser Position, lockern Sie in der Folge die Spannung Ihrer Handflächen, sodass die Fingerspitzen beider Hände etwas zum Körper hin zeigen.

- Führen Sie Ihre Hände in gerader Linie nach unten zum unteren Dan Tian, bevor Sie die Bewegung wiederholen.

Stimmen Sie Atmung und Bewegung so ab, dass ein gleichmäßiger, harmonischer Bewegungsfluss entsteht.

Anregung des großen Qi-Kreislaufs

Den Qi-Fluss stimulieren

Ein wichtiger Hinweis vorweg: Halten Sie Ihre Hände bei dieser Übung am Körper und führen Sie die Bewegung zügig, ohne Unterbrechung aus. Lenken Sie die Aufmerksamkeit zu Ihren Händen und den Körperstellen, die sie berühren.

- Beginnen Sie in der Ausgangsposition.

1 Gehen Sie etwas in die Hocke, bis Sie mit Ihren Handflächen die inneren Fußknöchel berühren können. Halten Sie von jetzt an immer Handkontakt zu Ihrem Körper.

2 Fahren Sie nun mit Ihren Handflächen in dieser Reihenfolge über Ihren Körper: Knöchel – Innen- und Vorderseite der Beine – Becken – Bauch – Brust – (Abbildung 2a) Hals (hier streichen jetzt die Handrücken um den Hals) – Nacken (ab hier wieder Handflächen am Körper) – Hinterkopf (Abbildung 2b, S. 108) – Stirn (Abbildung 2c, S. 108) – Gesicht – Hals (Kehle) – oberer Brustkorb – unter den Achseln entlang nach hinten zum Rücken (so hoch, wie es Ihnen ohne allzu große Anstrengung möglich ist, Abbildung 2d, S. 109) – Lenden – Po – Außen- und Rückseite der Beine – äußere Fußknöchel (Abbildung 2e, S. 109) – Fußrücken – innere Fußknöchel.

Die gesamte Bewegung 7-mal wiederholen.

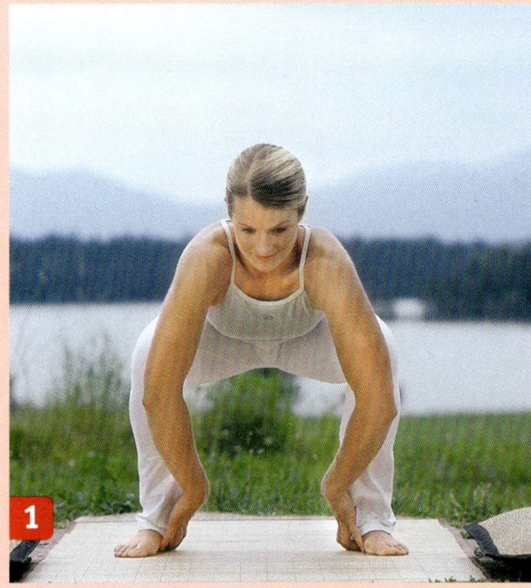

1

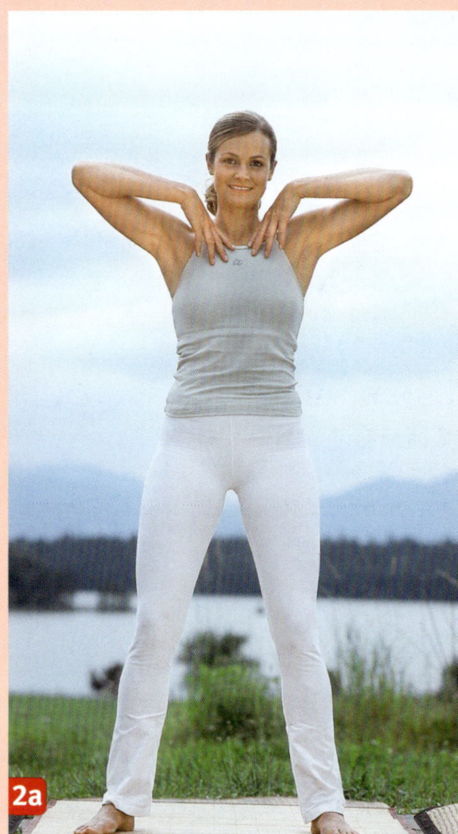

2a

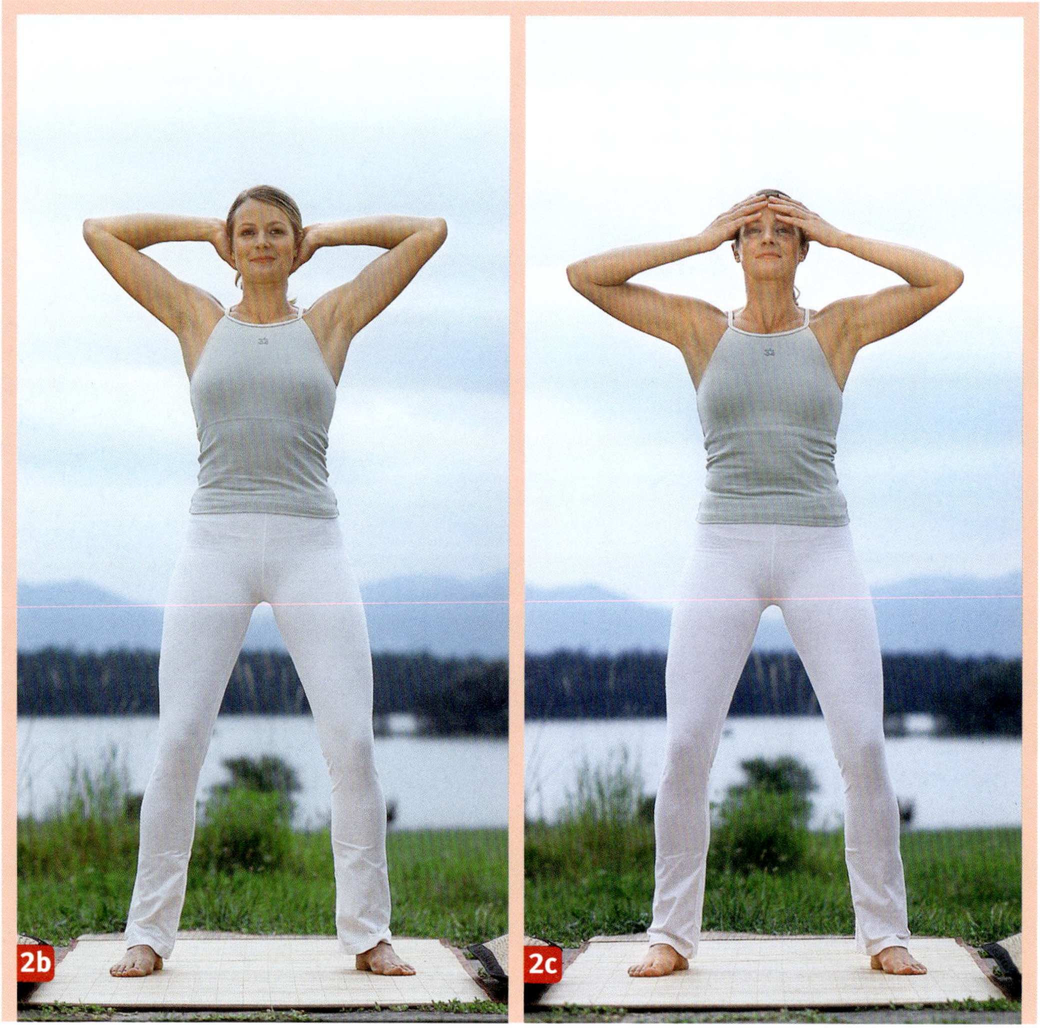

Mit etwas Übung kann man bei der Aufwärtsbewegung ein- und bei der Abwärtsbewegung ausatmen.

Versuchen Sie bitte nicht, Ihre Atmung zu forcieren, genießen Sie vielmehr die Berührung und das gleichmäßige Streichen über Ihre Körperoberfläche. Obwohl man diese Streichbewegung recht zügig durchführen kann, sollten Sie sich Zeit lassen und mit Ihrer Aufmerksamkeit der Bewegung Ihrer Hände folgen.

Einzeln oder in Kombination

Die Übung kann natürlich, wie alle anderen Übungen auch, separat durchgeführt wer-

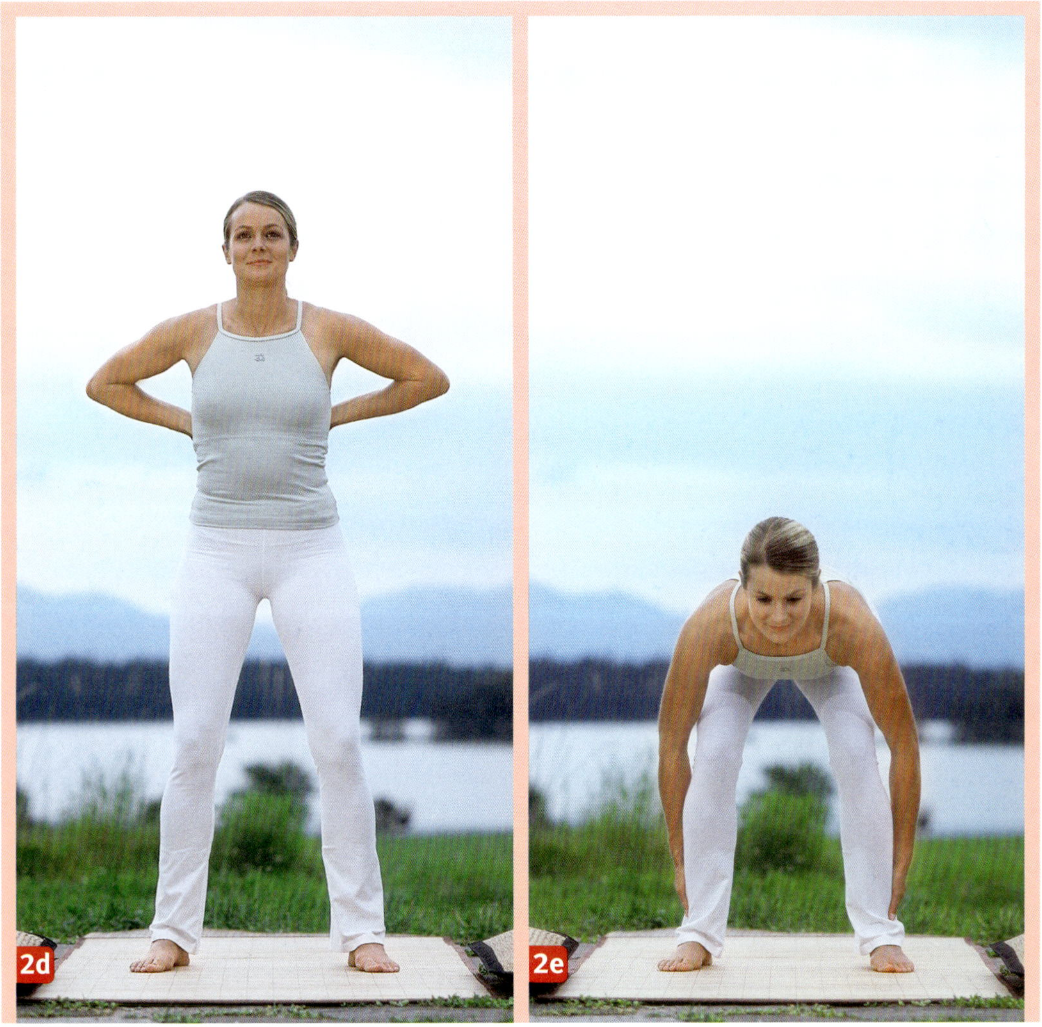

den. Ihre optimale Wirkung entfaltet Sie, wenn zuvor andere Übungen zur Stärkung des Qi durchgeführt worden sind. Mit der Bewegung der Hände stimulieren Sie den Fluss des gesunden, gereinigten Qi durch die Meridiane und den Körper. Sie können den Effekt der Übung noch zusätzlich durch die Vorstellung verstärken, dass die äußere Bewegung der Hände synchron ist mit einer inneren Bewegung des Qi.

Wirkung: Mittels dieser Übung können Qi-Blockaden im Körper gelöst und der Qi-Fluss angeregt werden. Sie kann ebenfalls bei leichtem Frösteln und chronischen Erkrankungen hilfreich sein.

Tun Sie sich selbst mal etwas Gutes!

Haben Sie Ihre Qi-Gong-Übungen beendet oder fühlen Sie sich körperlich oder geistig erschöpft, dann können Sie eine Selbstmassage anwenden.

Die Selbstmassage

Sie wirkt vitalisierend auf den ganzen Körper und kann zu jeder Zeit an (fast) jedem Ort ausgeführt werden. Wendet man sie abends an, kann es durch ihren belebenden Charakter unter Umständen zu Einschlafstörungen kommen.

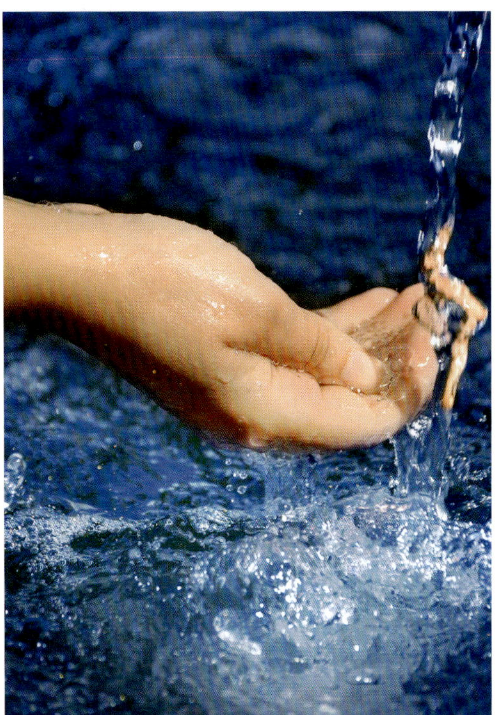

Sanfte Berührungen, die erfrischen und heilsam wirken.

Die Eigenmassage wirkt generell sehr entspannend, erfrischend und ausgleichend. Entsprechend der Meridianlehre fördert sie, über die lokale Wirkung hinaus, den Qi-Fluss, regt die Durchblutung an und sie kann Stagnationen auflösen. Alle Bereiche des Körpers und die Organe werden stärker mit Blut und Qi versorgt. Anhand der Meridiantafeln auf S. 24 und 25 können Sie sehen, welche speziellen Punkte und Leitbahnen bei den einzelnen Massagen beeinflusst werden.

Noch ein paar Tipps vorweg

- Für die Selbstmassage benötigen Sie nur wenig Zeit – nehmen Sie sich einige Minuten pro Tag, um den Qi-Fluss, und damit sich selbst, auszugleichen und zu erfrischen, egal ob im Büro oder zu Hause.
- Die Selbstmassage kann sitzend oder stehend durchgeführt werden. Probieren Sie aus, was Sie als angenehm empfinden.
- Übrigens lassen sich die einzelnen Teile der vorgestellten Massagen sehr gut mit der Morgentoilette verbinden. Probieren Sie es aus!
- Haben Sie wenig Zeit, sollten Sie die Übungen aus dem Praxisteil mit den Selbstmassagen »Hände reiben«, »Gesicht waschen«, »Stirn reiben«, »Nasenflügel reiben«, »Ohren reiben« und »Nieren reiben«, beenden.

1 Hände reiben

- Reiben Sie Ihre Handflächen sanft aneinander, bis sie sich warm anfühlen. Reiben Sie anschließend 10-mal über den Handrücken der einen, dann der anderen Hand.
- Durch das Reiben werden die Handmeridiane und der Kreislauf angeregt.
- Da die Handflächen mit verschiedenen Zonen unseres Körpers in Beziehung stehen, ähnlich wie die Fußreflexzonen, wirkt sich das Händereiben positiv auf den Organismus aus.

2 Gesicht waschen

- Legen Sie Ihre Hände aufs Gesicht und spüren Sie die angenehme Wärme Ihrer Handflächen.
- Führen Sie mit einer sanften Bewegung Ihre Handflächen nach oben zur Stirn und über die Schläfen zu den Ohren und wieder zurück zum Gesicht.
- Wiederholen Sie diese Massagebewegung 10-mal.
- Das »Gesichtwaschen« ist sehr erfrischend und glättet die Gesichtszüge.

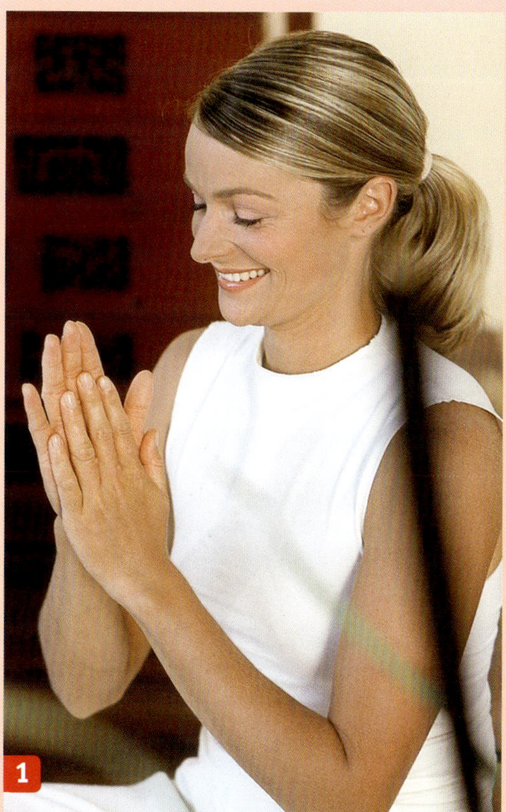

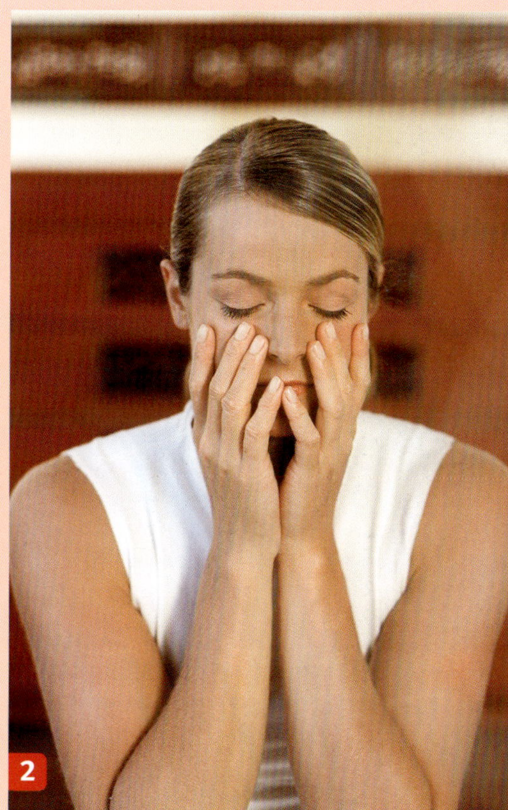

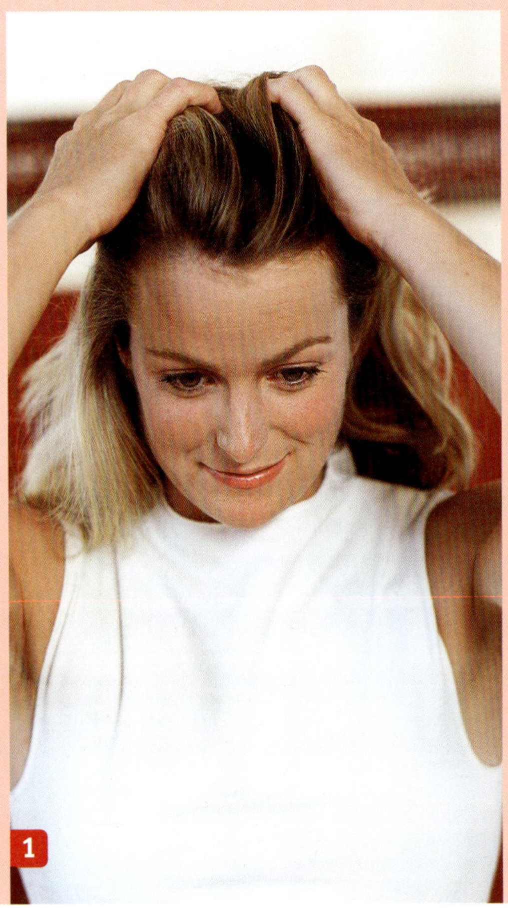

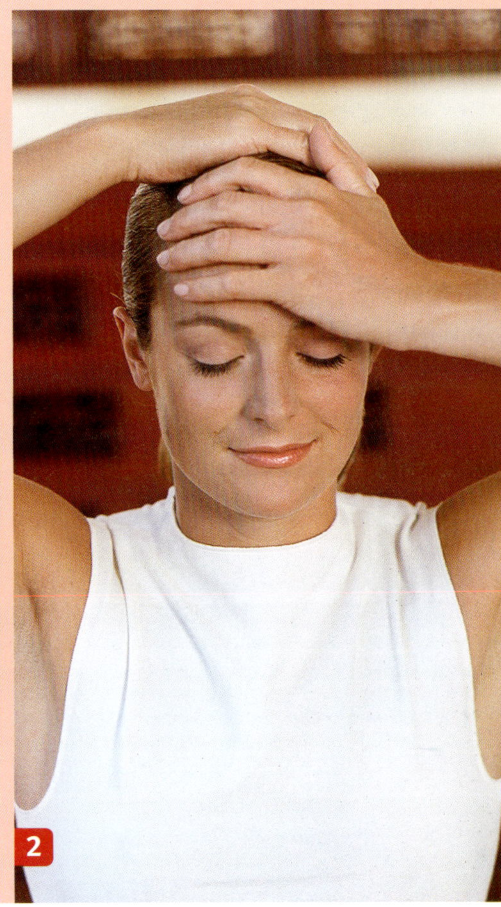

1 Haare kämmen

- Legen Sie Ihre Fingerspitzen am vorderen Haaransatz an und streichen Sie mit sanftem Druck über den Hinterkopf bis zum hinteren Haaransatz.
- Je nach Vorliebe können Sie mit den Fingerkuppen massieren oder Ihre Fingernägel zum Einsatz bringen.
- »Kämmen« Sie auf diese Weise 10-mal Ihre Haare.

2 Stirn reiben

- Legen Sie eine Handfläche auf den Scheitel; der Lao-Gong-Punkt dieser Hand liegt auf dem Bai Hui.
- Reiben Sie mit der anderen Handfläche 10-mal über die Stirn. Bewegen Sie dabei den Lao Gong dieser Hand von der einen Schläfe zur anderen.
- Wechseln Sie die Hände und reiben Sie erneut 10-mal.

3 Schläfen kreisend massieren

- Legen Sie Ihre Daumen auf den linken und rechten Schläfenpunkt Tai Yang, die restlichen Finger liegen oberhalb am Kopf an. Massieren Sie diesen Punkt in kleinen Kreisen mit sanftem Druck 10-mal im Uhrzeigersinn und anschließend 10-mal gegen den Uhrzeigersinn.
- Um sich die Richtung des Kreisens leichter vorstellen und üben zu können, denken Sie sich eine Uhr, die so an Ihren Schläfen befestigt ist, dass das Zifferblatt vom Körper wegzeigt.
- Konzentrieren Sie sich zuerst einmal auf die rechte Schläfe und versuchen Sie, die Richtung der imaginären Zeiger nachzuzeichnen.
- Konzentrieren Sie sich danach auf die linke Seite, um die beschriebene Bewegung auch hier nachzuvollziehen.
- Gelingt es Ihnen, jeweils eine Seite problemlos zu bewerkstelligen, versuchen Sie die Bewegungen auf beiden Seiten miteinander zu koppeln.

Was die Massagen bewirken

Die Kopfmassagen wirken klärend auf den Geist, indem Sie das Yang-Qi nach unten leiten. Sie lösen Blockaden, können bei Kopfschmerzen sehr hilfreich sein und erhöhen die Wachheit sowie die Konzentrationsfähigkeit.

Gerade bei der Morgentoilette kann man sich die Kopfmassagen zur Gewohnheit machen. Ein guter Start in den Tag ist Ihnen damit sicher und nebenbei hält die regelmäßige Massage des Kopfs und des Gesichts den Teint frisch und die Haut jung und straff. Eine Begleiterscheinung, die nicht nur für Frauen von Vorteil ist.

Was Sie unbedingt beachten sollten

Die Massagen am Kopf sollten bei erhöhtem Blutdruck oder lang anhaltenden Beeinträchtigungen im Kopfbereich nur mit Vorsicht oder nach Rücksprache mit einem erfahrenen Qi-Gong-Lehrer bzw. Therapeuten durchgeführt werden.

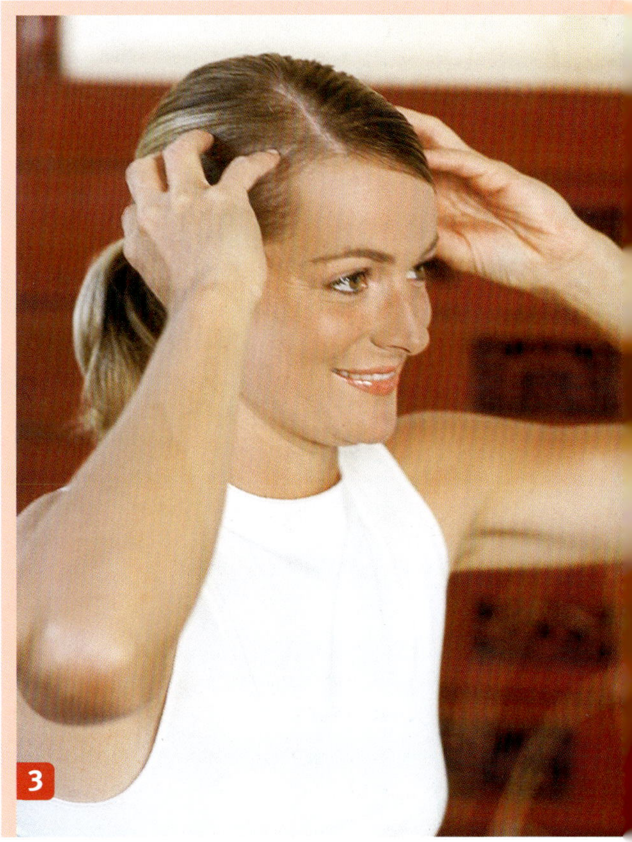

1 Augen reiben

- Reiben Sie Außenkanten sowie Ballen Ihrer Daumen aneinander, bis sie warm werden. Legen Sie die Daumen auf Ihre geschlossenen Augen und reiben Sie 10-mal mit sanftem Druck nach innen und außen.
- Dies entspannt die Augen, stärkt die Sehkraft und ist besonders bei ermüdeten und trockenen Augen sehr angenehm.

2 Nasenflügel reiben

- Reiben Sie die Außenkanten Ihrer Daumen, bis diese warm werden. Das regt den Lungen-Meridian an, der im Daumen endet und in den Dickdarm-Meridian übergeht.
- Legen Sie Ihre Daumenmittelgelenke in die Augeninnenwinkel und streichen Sie mit sanftem Druck an der Nase entlang, bis die Daumenspitzen die Nasenflügel erreicht haben.
- Lockern Sie etwas den Druck und streichen Sie wieder nach oben bis in die Augeninnenwinkel.
- Wiederholen Sie die Bewegung 10-mal.
- Das Reiben der Nase ist besonders angezeigt bei Allergien, die die Atmungsorgane betreffen, bei Schnupfen und bei Nebenhöhlenerkrankungen.

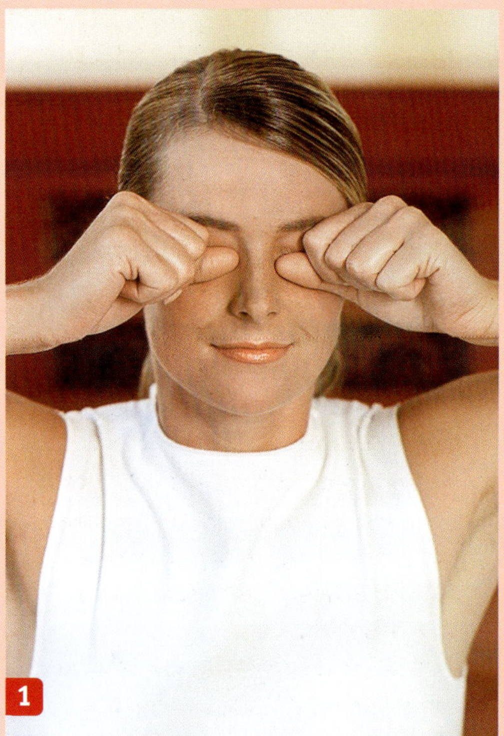

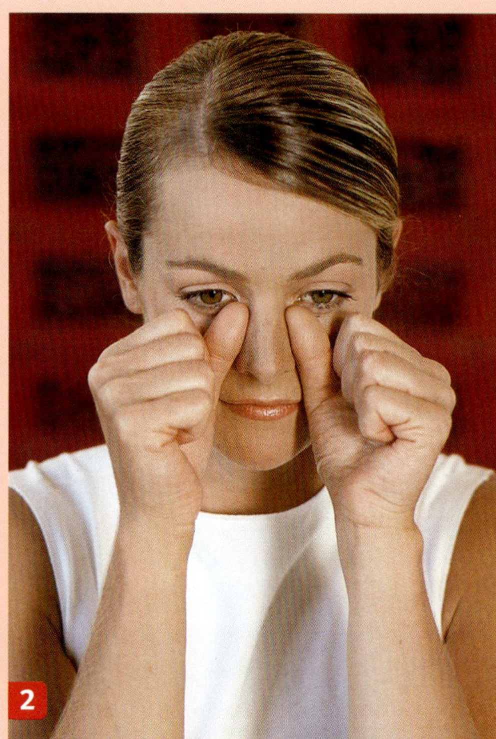

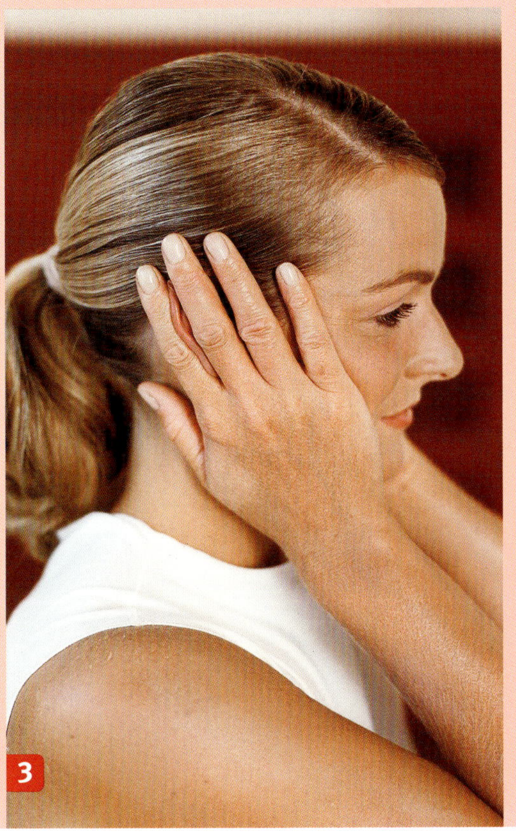

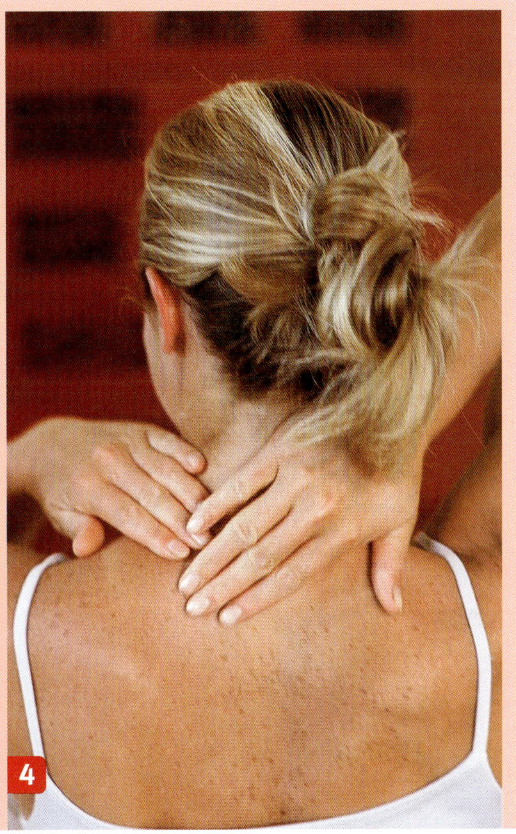

3 Ohren reiben

- Legen Sie Ihre Handflächen auf die Ohren und klemmen Sie Ihre Ohrmuscheln zwischen Zeige- und Mittelfinger, der Zeigefinger liegt am Kopf an. Reiben und ziehen Sie gleichzeitig kräftig an Ihren Ohren.
- Wiederholen Sie das 10-mal.
- Da sich an den Ohren unzählige Reflex- und Akupunkturpunkte befinden, die mit dem gesamten Organismus in Verbindung stehen, ist eine Ohrenmassage immer sehr wohltuend für den ganzen Körper.

4 Den großen Wirbel reiben

- Dai Zhui, den »Punkt aller Strapazen«, finden Sie, wenn Sie von der Halswirbelsäule abwärts streichen und einen etwas »vorspringenden« Wirbel spüren. Reiben Sie 10-mal abwechselnd mit der linken und der rechten Hand kräftig über diesen Punkt. Nach dem Reiben sollte sich der Dai Zhui warm anfühlen.
- Die Massage dieses Bereichs wirkt vitalisierend und löst Verspannungen in der Nacken- und Schulterpartie.

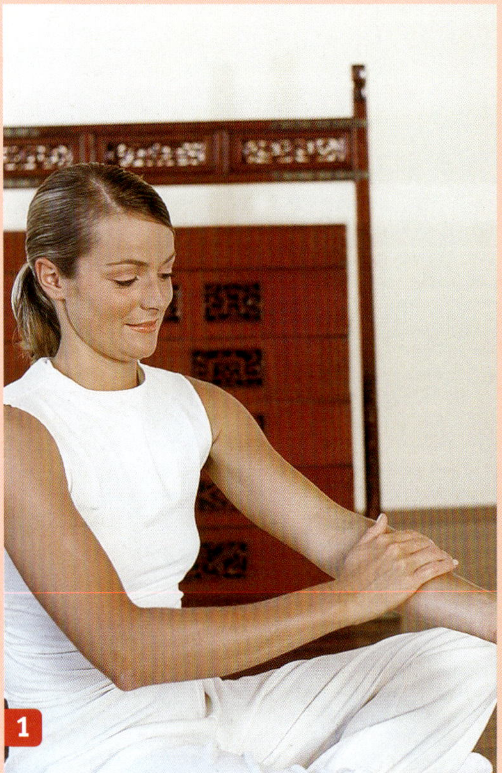

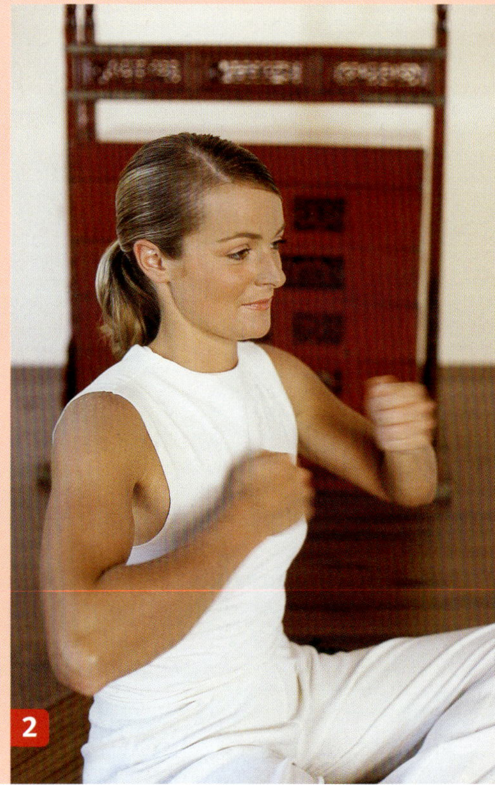

1 Arme reiben

- Halten Sie Ihren linken Arm nach unten. Legen Sie Ihre rechte Handfläche auf das innere Handgelenk links und streichen Sie mit leichtem Druck an der Innenseite des linken Arms nach oben zur Achsel zum Schultergelenk und von dort an der Außenseite des linken Arms nach unten zum Handrücken und über die Handinnenfläche zurück zum Ausgangspunkt.
- Reiben Sie auf diese Weise 10-mal auf und ab, bevor Sie das Gleiche am rechten Arm wiederholen.

2 Brust klopfen

- Schließen Sie Ihre Hände locker zu Fäusten und klopfen Sie leicht Ihren Brustkorb ab. Beginnen Sie oben auf Schulterhöhe und wandern Sie langsam bis zum unteren Rand des Brustkorbs. Klopfen Sie anschließend mit Ihren Fingerspitzen Ihr Brustbein ab. Beginnen Sie am oberen Rand und wandern Sie langsam bis zum Schwertfortsatz des Brustbeins. Klopfen Sie den mittleren Teil etwas länger ab.
- Das Abklopfen fördert die Durchblutung im Brustkorb, löst Ablagerungen und wirkt

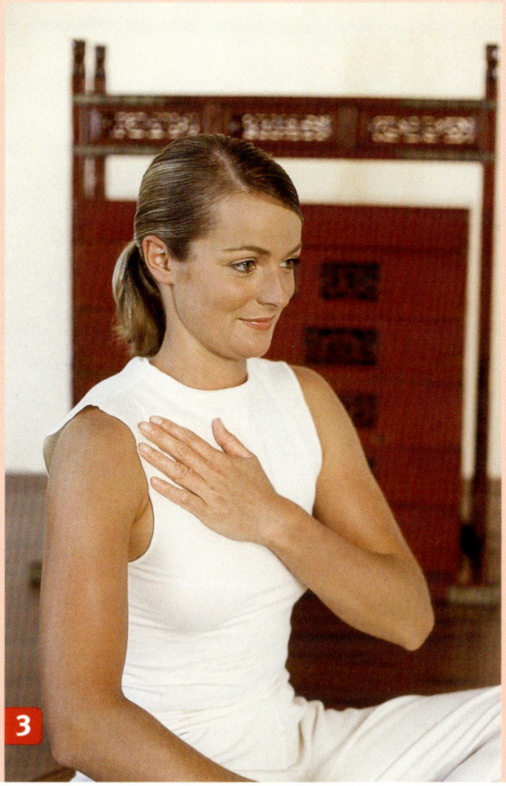

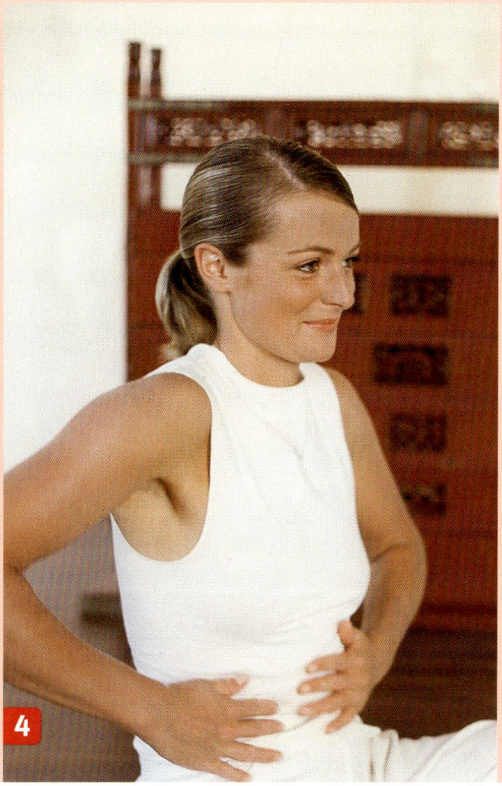

positiv auf die Lunge und die Thymusdrüse. Beide Organe haben einen starken Einfluss auf unser Immunsystem.

3 Brust reiben

- Legen Sie Ihre rechte Hand auf die linke Schulter und reiben Sie mit mäßigem Druck diagonal von der Schulter über den Brustkorb zur rechten Leistenbeuge. Führen Sie diese Bewegung 10-mal abwechselnd mit der rechten und der linken Hand aus.
- Das Reiben des Brustkorbs löst Spannungen in der Brust, Stagnationen im Rumpf und unterstützt darüber hinaus die gesamten inneren Organe.

4 Bauch reiben

- Legen Sie beide Handflächen auf Ihren Bauch, sodass sich die Mittelfingerspitzen am Nabel berühren. Reiben Sie nun mit sanftem Druck und lockeren Schultern 10-mal von links nach rechts und zurück.
- Das Bauchreiben ist sehr angenehm. Es wärmt und kräftigt die »Mitte«, unterstützt die Verdauung und löst Stagnationen im Bauchraum auf.

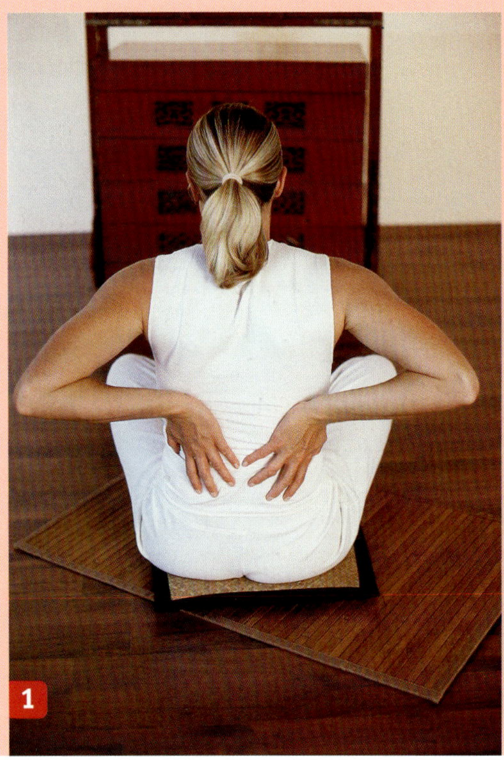

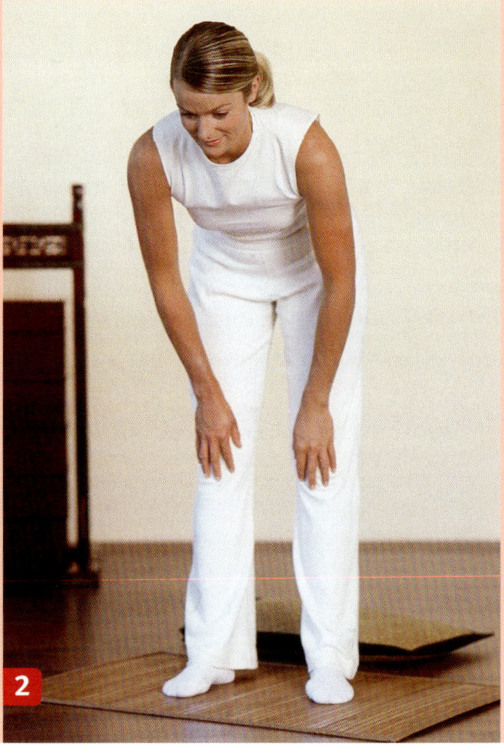

1 Nieren reiben

- Reiben Sie erneut Ihre Handflächen, wie in der Übung »Hände reiben«, S. 111, beschrieben. Legen Sie Ihre Handflächen auf die Punkte Shen Shu, links und rechts von der Wirbelsäule auf Höhe des Nabels. Genießen Sie die Wärme, die nun im Rücken und im Nierenbereich spürbar wird. Reiben Sie kräftig auf und ab, bis sich dieses Areal warm und wirklich gut durchblutet anfühlt.
- Durch das Nierenreiben wird die Nierenfunktion positiv beeinflusst, die Lebenskraft allgemein gestärkt und Rückenschmerzen können gelindert werden. Da die Nieren nach der TCM mit unserer Entschlusskraft in Verbindung stehen, wirkt sich das Nierenreiben positiv darauf aus.
- Führen Sie das Nierenreiben nicht während der Schwangerschaft oder der Menstruation durch!

2 Knie und Beine reiben

- Wie schon erwähnt, ist den Knien besonders viel Aufmerksamkeit zu schenken. Legen Sie beide Hände auf Ihre Kniescheiben und reiben Sie Ihre Knie kreisend 10-mal in eine und 10-mal in die andere Richtung.

- Reiben Sie anschließend einige Male die Kniekehlen auf und ab.
- Legen Sie jetzt Ihre Handflächen links und rechts neben dem Kreuzbein auf den Rücken. Reiben Sie entlang der Rück- und Außenseite der Beine nach unten zu den Füßen, um die Füße herum, über den Fußrücken und an der Vorder- und Innenseite wieder hoch, zu den Leistenbeugen und um das Becken herum zum Ausgangspunkt.
- Wiederholen Sie die Bewegung 10-mal.

3 Die »Sprudelnde Quelle« massieren

Um diese Massage an der Fußsohle durchführen zu können, sollten Sie sich auf einen Stuhl setzen. Sie können sie auch auf dem Boden sitzend ausführen. Die Massage dieses Punkts wirkt sehr tief; sie öffnet diesen Bereich, bringt uns in intensiveren Kontakt mit der Erde und regt das Nieren-Qi an. Gleichzeitig wirkt sie beruhigend, erfrischend und klärend auf den Geist. Bei Babys oder Kleinkindern – aber selbstverständlich auch bei Ihnen oder bei Ihrem Partner – kann die bloße Berührung dieses Punkts eine sehr beruhigende Wirkung haben.

Kurzfassung

- Umfassen Sie mit der rechten Hand das rechte Fußgelenk und legen Sie den Daumen Ihrer linken Hand auf den Yong Quan des rechten Fußes.
- Massieren Sie diesen Punkt mit leichtem Druck 10-mal im Uhrzeigersinn und danach 10-mal in Gegenrichtung. Wechseln Sie anschließend zum anderen Fuß.

Langfassung

- Umfassen Sie mit der rechten Hand das rechte Fußgelenk und legen Sie den Lao-Gong-Punkt Ihrer linken Handfläche auf den Yong Quan des rechten Fußes. Beschreiben Sie mit minimalen Bewegungen 81 Kreise. Die Kreise verlaufen in der Richtung große Zehe – kleine Zehe – Ferse.
- Wiederholen Sie die Massage anschließend am anderen Fuß.
- Ist die Massage dieses Punkts unangenehm, versuchen Sie die Richtung der massierenden Bewegung umzukehren. Bleibt der Schmerz, beenden Sie die Massage.

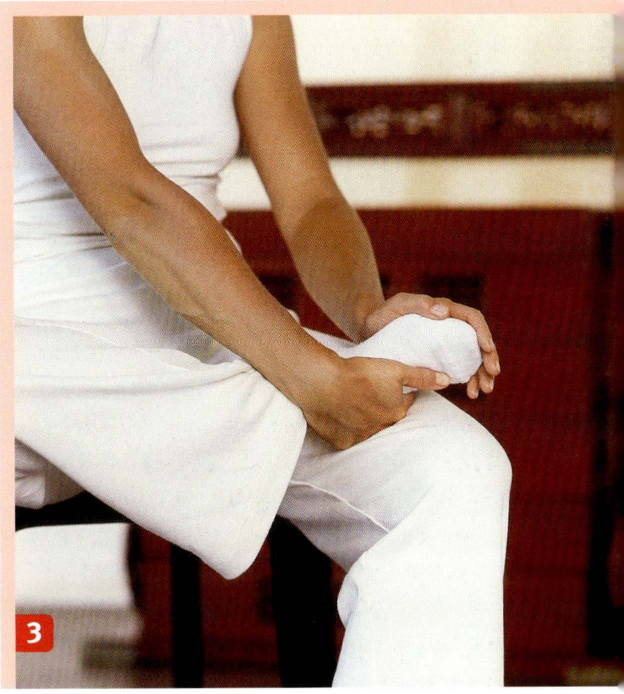
3

Massage zur Stärkung der Augen

Die Augen sind nicht nur der Spiegel der Seele, in der TCM sind sie, auf der Ebene der Sinnesorgane, die Öffnung der Leber. Der Leber und der anhängenden Gallenblase kommen viele wichtige Aufgaben zu: Die Leber dient der Entgiftung und Reinigung unseres Körpers, sie trägt zur Blutbildung bei und hat Einfluss auf unser seelisches Gleichgewicht: Kreativität und die Fähigkeit, für die eigenen Ziele einzutreten und sich durchzusetzen, hängen unter anderem auch vom Zustand der Leber ab.

Wie sehr die Leber (und die Gallenblase) unser Befinden beeinflusst, konnten Sie bereits bei der Darstellung der »Fünf Wandlungsphasen« lesen. Da selbst Muskulatur und Sehnen, Anspannung und Entspannung von Leber und Gallenblase reguliert werden, ist es nicht verwunderlich, dass Kopfschmerzen oder Verspannungen im Schulter-Nacken-Bereich durch eine gezielte Beeinflussung des Leber- und Gallenblasen-Qi, durch Akupunktur, Massage oder Qi Gong, gebessert werden können.

Linderung bei Beschwerden

Die nachfolgende Augenmassage ist nicht nur eine äußerst erholsame Selbstmassage, sie kann auch bei konkreten Augenleiden Linderung bringen. Menschen, die unter trockenen Augen oder Sehfehlern leiden, die durch eine Veränderung des muskulären Halteapparats des Auges bedingt sind, dazu gehört die Altersweitsichtigkeit, können von der Augenmassage profitieren. Ebenso nützt sie Menschen, die häufig von Kopfschmerzen, Verspannungen oder auch Nebenhöhlenerkrankungen in ihrem Befinden beeinträchtigt werden.

Die Massagepunkte werden mit ihrer chinesischen Bezeichnung und der entsprechenden Übersetzung benannt. Die angehängte Zahl gibt die Lokalisation auf dem Meridian wieder – ausgehend vom gedachten Ursprung des Meridians. (»Blase 2« ist also der zweite Punkt auf dem Blasenmeridian, der im Augeninnenwinkel beginnt.) Die angegebenen Punkte finden Sie leicht, indem Sie auf anatomische Merkmale wie kleine Vertiefungen am Knochenrand achten.

1 Der Anfang der Augenmassage

- Schließen Sie die Augen und beruhigen Sie Atem und Denken. Beginnen Sie mit den Übungen »Sitzen in Ruhe« und »Inneres Lächeln«. Lächeln Sie sanft und senden Sie dieses Lächeln zu den Augen. Spüren Sie, wie die Augen zu lächeln beginnen.
- Verschränken Sie nun die Finger der rechten und linken Hand, heben Sie die Hände über den Kopf und legen Sie die Handflächen entspannt auf dem Hinterkopf ab (siehe Abbildung 1). Atmen Sie tief durch die Nase ein und pressen Sie dabei den Kopf in die Hände und die Hände zum Kopf. Atmen Sie durch den Mund aus und entspannen Sie sich.

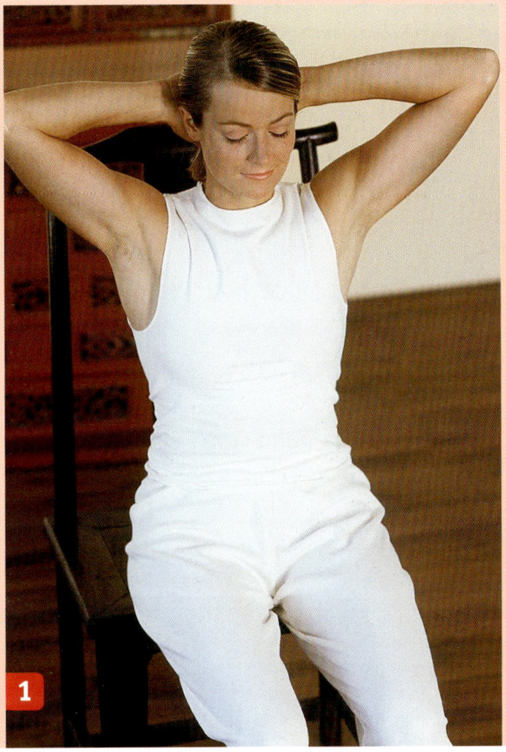

1

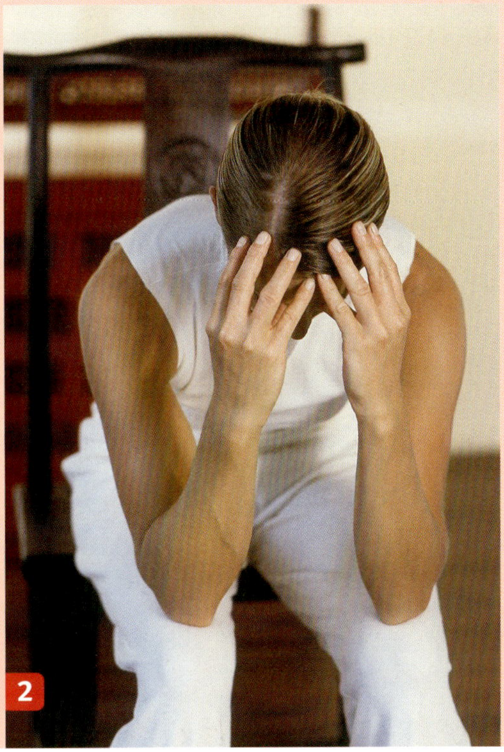

2

- Wiederholen Sie diesen Ablauf 6-mal.
- Heben Sie die Hände wieder über den Kopf nach vorne und lassen Sie sie nach unten sinken. Indem Sie sich aus dieser Haltung langsam lösen, atmen Sie 1-mal tief ein und durch den Mund aus.
- Öffnen Sie nach 10 Atemzügen Ihre Augen und beginnen Sie mit der eigentlichen Massage.

2 Zan Zhu, Gesammelter Bambus (Blase 2)

- Legen Sie Ihre Daumen auf Zan Zhu (Punkt 1, S. 125) – in einer kleinen Vertiefung am inneren Rand der Augenbrauen –, die restlichen vier Finger werden zur Stabilisierung am Haaransatz angelegt.
- Üben Sie mit den Daumen einen festen, konstanten Druck aus und kreisen Sie mit dem Daumen 8-mal in die eine und anschließend 8-mal in die andere Richtung. Versuchen Sie möglichst kleine Kreise zu beschreiben.

Wirkung: Die Massage ist hilfreich bei vielen Augenerkrankungen, Stirnkopfschmerzen, Nebenhöhlenerkrankungen, Tränenfluss, Augenschmerzen; sie kräftigt und klärt die Augen.

1 Jing Ming, Strahlende Augen (Blase 1)

- Legen Sie Daumen und Zeigefinger auf Jing Ming (Punkt 2, S. 125) – 2 bis 3 Millimeter vom Augeninnenwinkel am Nasenansatz – jeweils ein Finger auf dem rechten bzw. dem linken Punkt liegend.
- Massieren Sie gleichzeitig mit Daumen und Zeigefinger nach innen kreisend.
- Verwenden Sie nur dezenten Druck.
- Wechseln Sie nach 16 Kreisbewegungen die Hand und wiederholen Sie den Bewegungsablauf.

Wirkung: Diese Massage ist hilfreich bei vielen Augenerkrankungen, unter anderem bei Konjunktivitis (Bindehautentzündung), Augenrötung, Augenschmerzen. Zudem kräftigt und klärt sie die Augen.

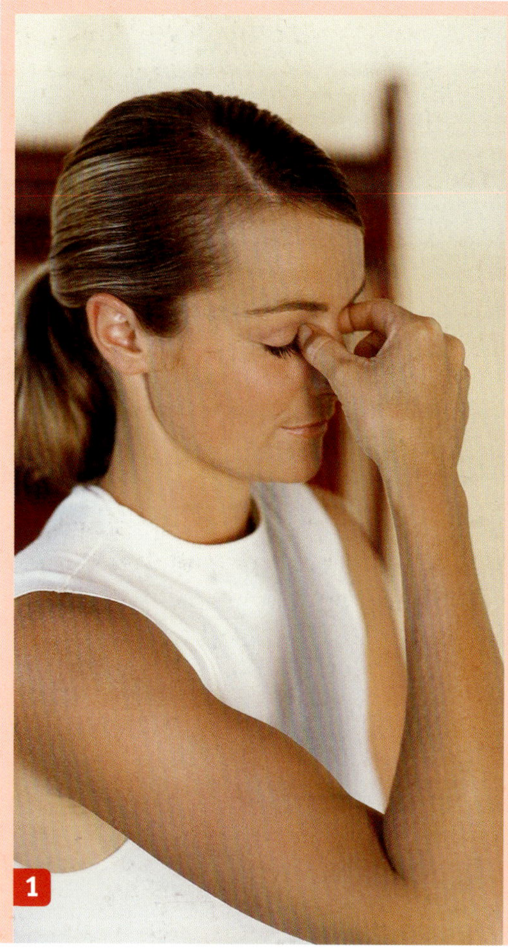
1

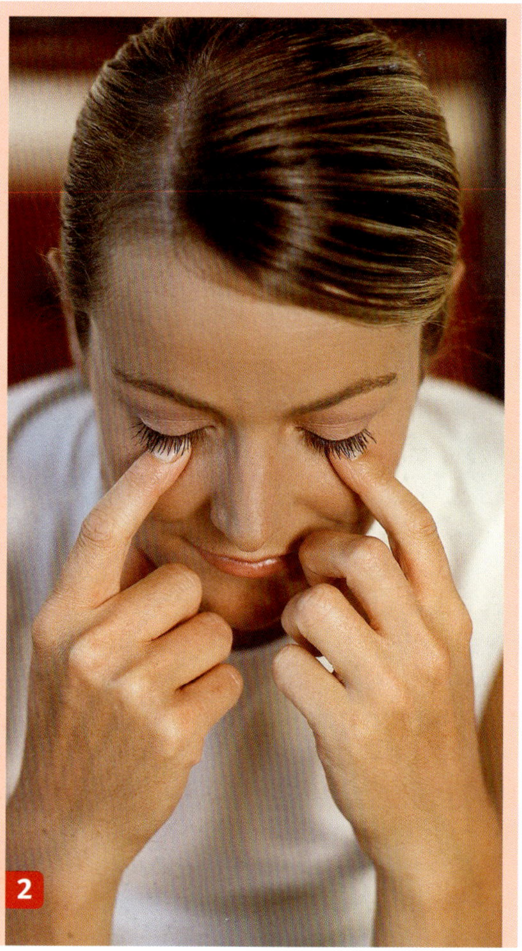
2

2 Cheng Qi, Tränensammler (Magen 1)

- Der Punkt Cheng Qi (Punkt 3, S. 125) ist als kleine »Kerbe« in der Mitte des unteren Rands der Augenhöhle tastbar.
- Legen Sie Ihre Zeigefingerspitze auf diesen Punkt und Ihre Daumen zur Stabilisierung unters Kinn.
- Üben Sie mit der Zeigefingerspitze einen festen, konstanten Druck aus und kreisen Sie mit dem Daumen 8-mal in die eine und anschließend 8-mal in die andere Richtung. Beschreiben Sie möglichst kleine Kreise.

Wirkung: Diese Massage ist hilfreich bei vielen Augenerkrankungen, Konjunktivitis, Nachtblindheit, Tränenfluss; kräftigt die Augen.

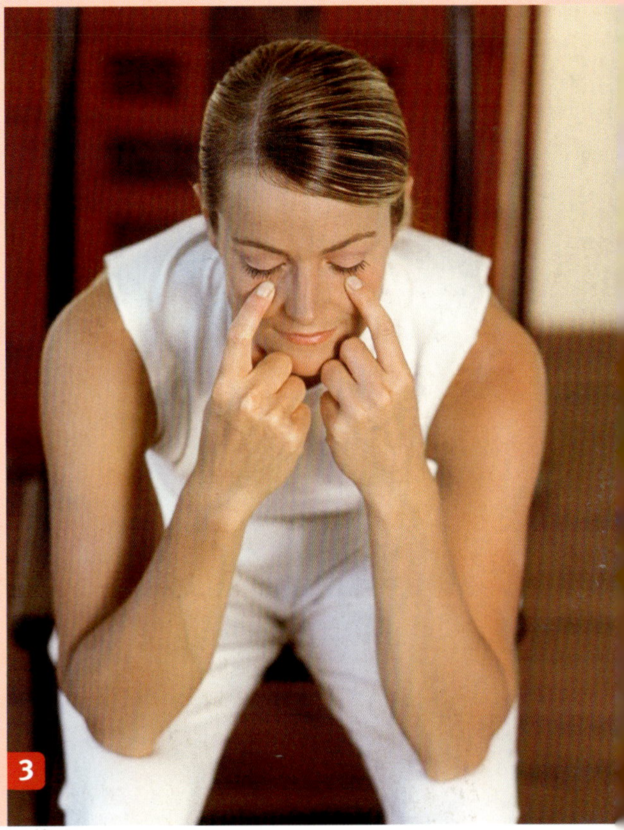
3

3 Si Bai, Vierfaches Weiß (Magen 2)

- Si Bai (Punkt 4, S. 125) befindet sich ca. 1 Fingerbreit direkt unterhalb des Cheng Qi, auf der Höhe des Wangenknochens.
- Legen Sie Ihre Zeigefingerspitze auf diesen Punkt und Ihre Daumen zur Stabilisierung unters Kinn.
- Üben Sie mit der Zeigefingerspitze einen festen, konstanten Druck aus und kreisen Sie mit der Zeigefingerspitze 8-mal in die eine und 8-mal in die andere Richtung. Beschreiben Sie möglichst kleine Kreise.

Wirkung: Diese Massage ist unter anderem hilfreich bei Konjunktivitis (Bindehautentzündung), Augenrötung, Augenschmerzen, Kopfschmerzen und Sinusitis (Nasennebenhöhlenentzündung). Darüber hinaus wirkt sie entspannend.

Mein Rat

Stützen Sie sich während der Augenmassage ab, fällt sie Ihnen leichter und die Schultern können sich entspannen.

Tai Yang, Große Sonne (Extrapunkt)

- Den Tai Yang (Punkt 5, S. 125) können Sie als kleine Vertiefung 2 Fingerbreit neben den äußeren Augenwinkeln tasten.
- Legen Sie Ihre Daumen auf die Tai-Yang-Punkte und üben Sie leichten Druck aus; die Zeigefinger werden hakenförmig gekrümmt. Die restlichen Finger werden entspannt nach innen gekrümmt gehalten. Streichen Sie mit konstantem, leichtem Druck der Zeigefinger-Mittelglieder abwechselnd über den oberen und den unteren Rand der Augenhöhle.

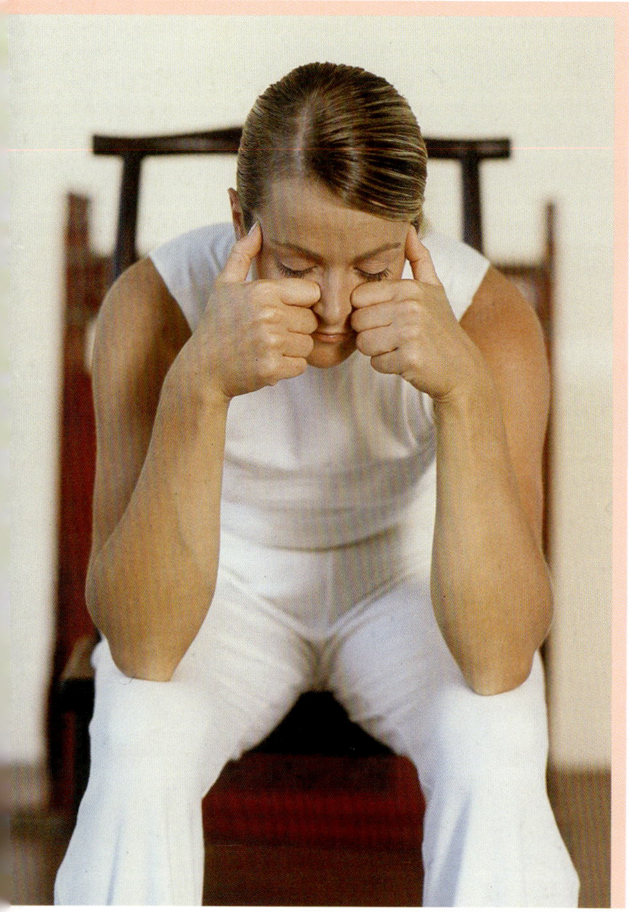

- Die Bewegung erfolgt vom inneren zum äußeren Augenwinkel. Insgesamt werden 64 Reibebewegungen ausgeführt: 32 oben, 32 unten.
- Zählen Sie die Massagestriche auf folgende Weise:

Augeninnenwinkel oben bis zur Mitte: 1
Mitte bis Augenaußenwinkel: 2
Augeninnenwinkel unten bis zur Mitte: 3
Mitte bis Augenaußenwinkel: 4
usw.

Wirkung: Diese Massage ist hilfreich bei vielen Augenerkrankungen wie beispielsweise einer Konjunktivitis (Bindehautentzündung). Sie vertreibt zudem Kopfschmerzen und wirkt ausgleichend.

Den heilsamen Effekt können Sie noch steigern, indem Sie nach dem Reiben der Hände einige Male die Übung »Qi-Feld aufbauen« (siehe S. 102) ausführen, bis sich eine deutliche Qi-Empfindung zwischen Ihren Handflächen einstellt.

Abschluss der Augenmassage

- Beenden Sie die Augenmassage, indem Sie erneut Ihre Handflächen aneinanderreiben, bis sie warm werden.
- Legen Sie die Hände leicht gewölbt auf Ihre geschlossenen Augen, sodass kein Licht von außen eindringt. Öffnen Sie in dieser Dunkelheit Ihre Augen und genießen Sie die wohlige Wärme, die in Ihre Augen eindringt und sie stärkt.

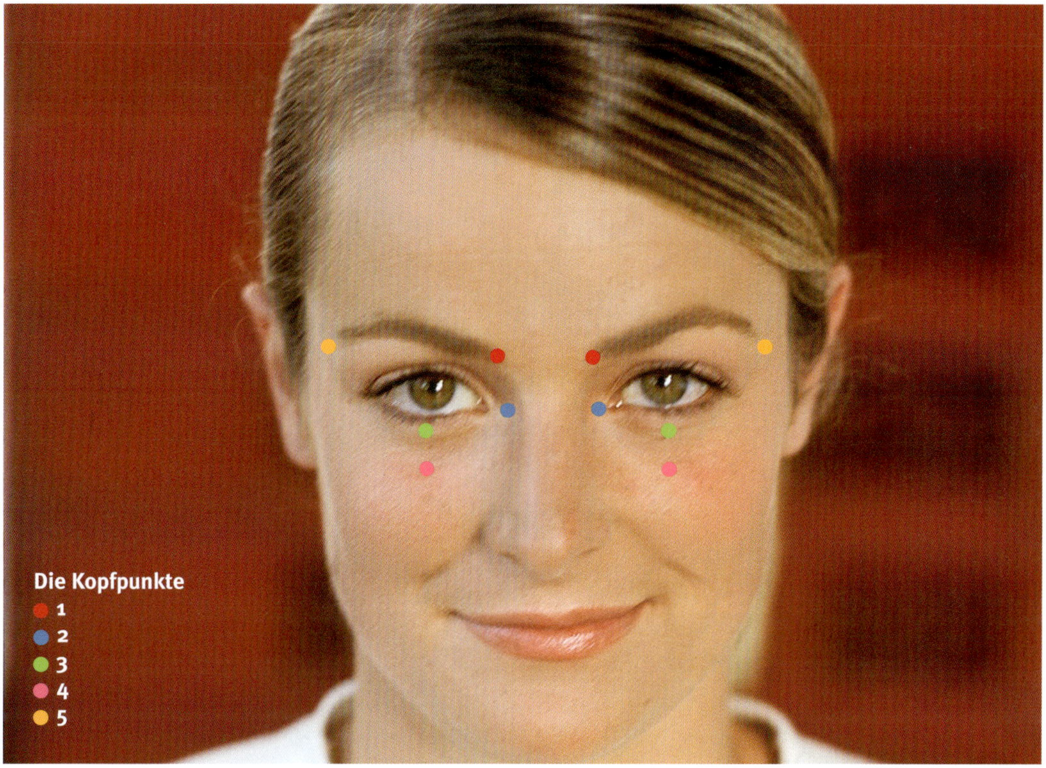

• Bevor Sie nach einiger Zeit die Hände lösen, schließen Sie Ihre Augen wieder. Dann lassen Sie Ihre Hände langsam über das Gesicht und weiter nach unten gleiten.
• Legen Sie Ihre Hände auf die Beine. Bleiben Sie für einige Atemzüge in Ruhe sitzen.
• Atmen Sie abschließend 1-mal tief durch die Nase ein und den Mund aus und öffnen Sie Ihre Augen. Lassen Sie das Licht so langsam an Ihre Augen heran, dass Sie sich daran gewöhnen können.

So unterstützen Sie Ihre Augen

Nicht immer hat man Zeit und Muße, die Augenmassage durchzuführen. Machen Sie es sich zur Gewohnheit, zumindest täglich vor dem Einschlafen etwas für Ihre Augen zu tun.
• Schauen Sie einige Minuten mit offenen Augen in die Dunkelheit, ohne etwas fixieren zu wollen.
• Rollen Sie anschließend 24-mal die Augen in eine Richtung und dann 24-mal in die andere Richtung.
• Achten Sie beim Augenrollen darauf, immer möglichst vollständige Kreise zu beschreiben.
• Schließen Sie danach Ihre Augen, atmen Sie noch 1-mal tief durch die Nase ein und den Mund aus.

Adressen, die Ihnen weiterhelfen

Kompetente Lehrer und Schulen für Qi Gong finden Sie bei folgenden Verbänden und Vereinen:

- Deutscher Dachverband für Qi Gong und Taijiquan e. V.
  Am Leinekanal 4, 37073 Göttingen
  Tel.: 05 51/201 99 00
  info@ddqt.de
  http://www.ddqt.de
- Taijiquan und Qi Gong Netzwerk Deutschland e. V.
  Oberkleener Straße 23, 35510 Butzbach
  Tel.: 07 00/88 86 66 55
  info@taijiquan-qigong.de
  http://www.taijiquan-qigong.de
- Deutsche Qi Gong Gesellschaft e. V.
  Guttenbrunnweg 9, 89165 Dietenheim
  Tel.: 073 47/34 39
  contact@qigong-gesellschaft.de
  http://www.qigong-gesellschaft.de
- Kolibri Seminare
  Steinstraße 203–205, 47798 Krefeld
  Tel.: 021 51/645 91 53
  info@kolibriseminare.de
  http://www.kolibri-seminare.de/

Empfehlenswerte Fachzeitschrift

- Taijiquan & Qi Gong Journal

Die Fachzeitschrift für alle Qi-Gong- und Taijiquan-Praktizierenden. Erhältlich im gut sortierten Zeitschriftenhandel oder direkt über:
Taijiquan & Qi Gong Journal
Klopstockstraße 11, 22765 Hamburg
Tel.: 040/85 37 22 00

Empfehlenswerte Literatur

- Karlfried Graf von Dürckheim: Hara. O. W. Barth bei Scherz
- Ute Engelhardt: Die klassische Tradition der Qi-Übungen (Qi Gong). Medizinisch Literarische Verlagsgesellschaft mbH
- Manfred Kubny: Qi – Lebenskraftkonzepte in China. Haug Verlag
- Maoshing Ni (Hrsg.): Der gelbe Kaiser – Das Grundlagenwerk der Traditionellen Chinesischen Medizin. O. W. Barth Verlag
- Philip Rawson, Laszlo Legeza: Tao – Die Philosophie von Sein und Werden. Droemer Knaur
- Richard Wilhelm: I Ging. Das Buch der Wandlungen. dtv

Über den Autor

Siegbert Engel, Jahrgang 1959, ist Heilpraktiker und zertifizierter Lehrer für Tai Chi Chuan und (Medizinisches) Qi Gong.

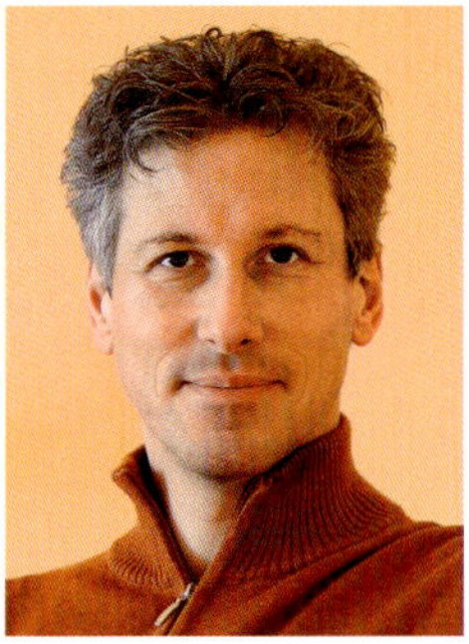

Weitere Informationen zum Thema erhalten Sie auf der Website des Autors:
http://www.siegbert-engel.de
oder per E-Mail: info@siegbert-engel.de

Bibliographische Information der Deutschen Bibliothek

Die Deutsche Bibliothek verzeichnet diese Publikation in der Deutschen Nationalbibliographie; detaillierte bibliographische Daten sind im Internet über http://dnb.ddb.de abrufbar.

BLV Buchverlag GmbH & Co. KG
80797 München

2. Auflage, Neuausgabe

Bildnachweis

Alle Fotos: Sammy Hart, außer:
Besendorfer, E.: S. 14
Dreamstime: S. 59
Fotolia.com/Saniphoto: S. 110
Istockphoto: S. 30, 44
Jupiterimages: S. 43

Grafiken:
S. 20: Jörg Mair, München
S. 23: Sandra Menke, Osnabrück

Umschlagfotos:
Vorderseite: Martina Sandkühler/jump fotoagentur
Rückseite: Sammy Hart
Haare und Make-up: Stefanie Szekis
Lektorat: Annette Maas, Maritta Kremmler
Herstellung: Angelika Tröger
DTP: Uhl + Massopust GmbH, Aalen

Gedruckt auf chlorfrei gebleichtem Papier

Printed in Germany
ISBN 978-3-8354-0511-0

Hinweis

Das vorliegende Buch wurde sorgfältig erarbeitet. Dennoch erfolgen alle Angaben ohne Gewähr. Weder Autor noch Verlag können für eventuelle Nachteile oder Schäden, die aus den im Buch vorgestellten Informationen resultieren, eine Haftung übernehmen.

Danksagung

Wir bedanken uns ganz herzlich bei Möbel Lothar Heubel für die freundliche Unterstützung.
Möbel Lothar Heubel
Müllerstraße 3, 80469 München

Ebenso bedanken wir uns ganz herzlich bei der privaten Herz-Kreislauf-Klinik Lauterbacher Mühle in 82402 Seeshaupt, Iffeldorf, dafür, dass wir das Klinikgelände zum Fotografieren nutzen durften, und für die hervorragende Verpflegung.